ブックレット新潟大学

腎臓の病気とその研究

山本　格 ほか

新潟日報事業社

もくじ

第１章　腎臓の構造と機能

■　腎臓とはどんな臓器？

腎臓は尿をつくっている臓器です。尿と言うと、体の中の老廃物を捨てる下水のようなイメージを持っている人も多いかもしれません。確かに、腎臓は血液中の老廃物を体の外に排泄《はいせつ》する働きを持っています。しかし、腎臓はただそれだけの臓器ではありません。私たちは尿が出ないと数日でたちまち死んでしまいます。このことは腎臓が生命の維持に重要な役割を果たしていることを示しています。

私たちは外界から食べ物や水を取り、空気を吸って生きています。食べ物は主として炭水化物、脂肪、タンパク質などの有機物質と、ナトリウムやカリウムなどの無機物質です。それらを分解したり再利用したりして、体の構成成分をつくり、活動するエネルギーを得ています。ごはんなどの炭水化物や油（脂質）は体内で分解され、呼吸で取り入れた酸素を使い、最終的には二酸化炭素と水となります。その過程で活動エネルギーが生まれ、二酸化炭素は肺から廃棄されます。一方、肉や大豆などに含まれるタンパク質はアミノ酸に分解され、体を構成するタンパク質に再利用されたり、肝臓などでさらに代謝され、尿素などの窒素代謝物まで分解されます。尿素は水に溶けやすく、血液に出て、尿から排泄されます。すなわち腎臓は、血液から尿素などの窒素代謝物を水とともに廃棄する臓器といえます（図１）。

腎臓は、血液中にある体にとって有用なものと不要なものをより分け、不要なものを廃棄するだけでなく、有用なものでも多過ぎると、その分を廃棄しています。こうして、腎臓は血液というライフライン中の老廃

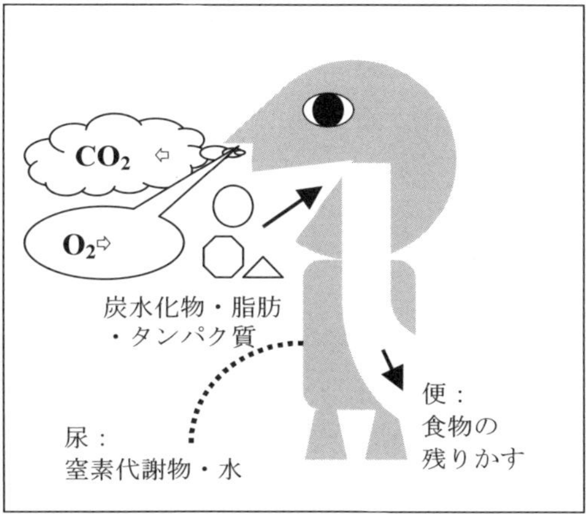

図１　生きていること

物など不要なものを取り除き、血液の性状を一定に保ち、それを体の隅々の細胞に提供しているのです。こうすることにより、腎臓は体の全細胞に一定組成の血液という、安定した環境を提供しているのです。このことを少し難しく言うと、腎臓は生体の内部環境（血液など）の恒常性を維持する働きがあると言うことができます。

■　腎臓はどこにあるのか

私たちの腎臓は横隔膜のすぐ下の背骨の両脇に左右１対、２個あります。そら豆のような形をしていて、大人の腎臓の大きさは長径10～12cm、短径５～６cmで厚さは2.5～３cmほどで、１個の重さは130～150ｇほどです。背骨に面する側がくぼんでいて、そこから腎動脈、腎静脈、尿管、神経などが腎臓に出入りしています（図２）。

大人の心臓の１回の心拍出量は約70mℓで、１分間に70回心拍数があるとすると毎分約５ℓの血液が心臓から大動脈を通り、全身に運ばれていることになります。その心拍出量の約５分の１（20%）、毎分約１ℓもの大量の血液が２個の腎臓に流れ込んでいます。腎臓で血液から尿がつくられますが、尿は尿管で膀胱《ぼうこう》へと運ばれ、さらに尿道を通って体外に排泄されます。これら腎臓、尿管、膀胱、尿道などを泌尿器系臓器と呼んでいます。大人の尿管は長さ約30cm、直径約５mmで、膀胱は250〜500mℓほどの尿をため、尿がたまって膀胱の壁が伸びると尿意を感じて排泄反射が起き、尿道を閉じている括約筋が弛緩《しかん》し、膀胱筋が収縮して排尿が起きます。

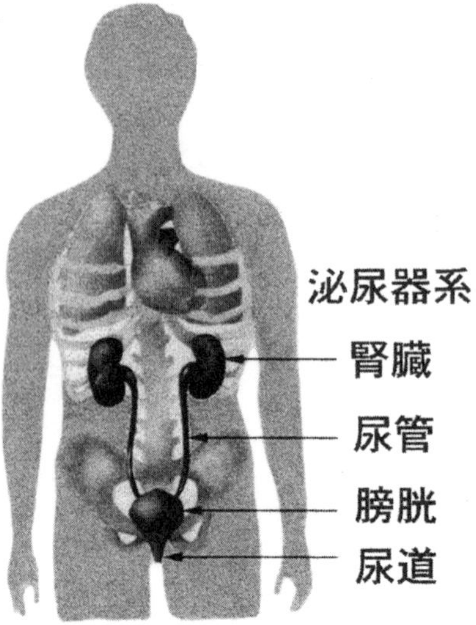

図２　腎臓の位置

■　腎臓の構造

腎臓を縦に割り、その断面を見ると赤みのやや薄い外側の層（皮質）、その内側の赤みが濃い層（髄質）、赤みのほとんどない部分（乳頭部）が肉眼的に区別されます（図３）。

腎臓に血液を運ぶ腎動脈は分岐しながら細くなり、その先端は毛細血管が直径0.2mmぐらいの糸玉のようになっている糸球体《しきゅうたい》という構造につながり、この糸球体で血液のろ過が行われています。腎臓に運ばれた

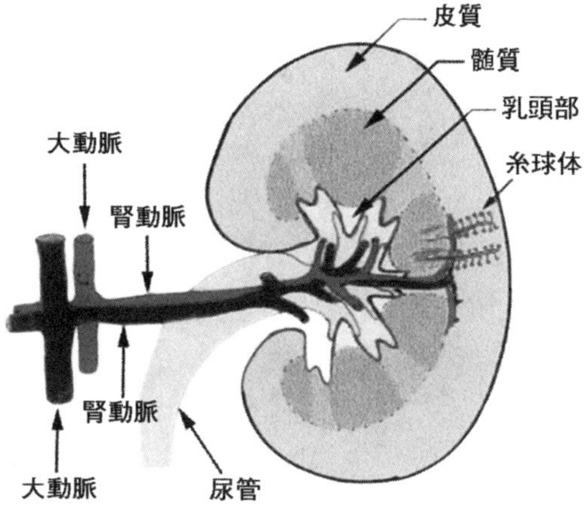

図３　腎臓の内部構造

血液毎分１ℓのうち、赤血球などの血球成分を除いた液体（血しょう）量は毎分約500mℓで、その５分の１量、毎分約100mℓの水が血液中の電解質や老廃物などの低分子物質とともに糸球体からろ過され、尿の元（原尿）ができます。

糸球体の構造と機能については次の章で詳しく述べられますので、ここでは糸球体が３種類の細胞で構成されていることだけを示しします。動脈が分岐して糸球体で毛細血管になりますが、その内面は血管内皮細胞（①糸球体内皮細胞）で裏打ちされています。動脈の外側を覆っている血管平滑筋細胞に連続して糸球体に入り込み、毛細血管を束ねるようにしている細胞がメサンギウム細胞（②）、糸球体毛細血管を外から包んでいるのが糸球体上皮細胞（③）と呼ばれています。

糸球体でろ過された水、電解質、低分子物質はそれに続く細い管、尿細管へと運ばれ、さらにその尿細管を束ねた集合管へと導かれ、乳頭部

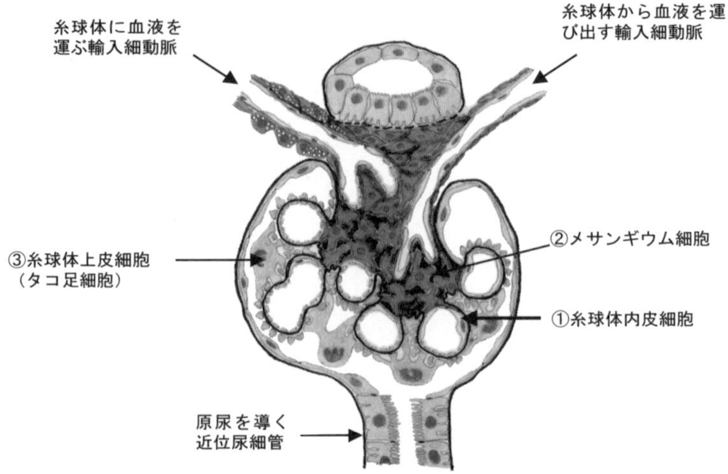

図4　糸球体の内部構造

から腎臓を出て、尿管へと流れていきます（図5）。糸球体と尿細管はネフロンと呼ばれるユニットを形成していて、このネフロンが1個の腎臓に約100万個もあるのです。

■ 尿細管や集合管の役割

糸球体で血液をろ過していますが、そこでは低分子物質を選別しないでろ過しています。しかし、低分子物質にはアミノ酸や電解質など生体にとって必要なものが多く含まれています。糸球体で不要なものや量を効率よく選別して廃棄するのは難しいため、腎臓はいったん低分子物質を糸球体ですべて原尿として廃棄し、その中から必要な分だけ取り込むという、一見無駄に見える作業を行っています。こうすることで体に必要なものを巧妙に取捨選択しているのです。糸球体でろ過される量は1

日150ℓと言いましたが、それが全部体外に出されると大変です。しかし、実際尿として体外に排泄される量は１日1.5ℓほどです。このことは糸球体でろ過された量の99％の量は腎臓内で再吸収され、尿となるのは１％にすぎないことを意味しています。糸球体でろ過された水、電解質、低分子物質のうち、体に必要なものと量が尿細管と集合管で再吸収されているのです。

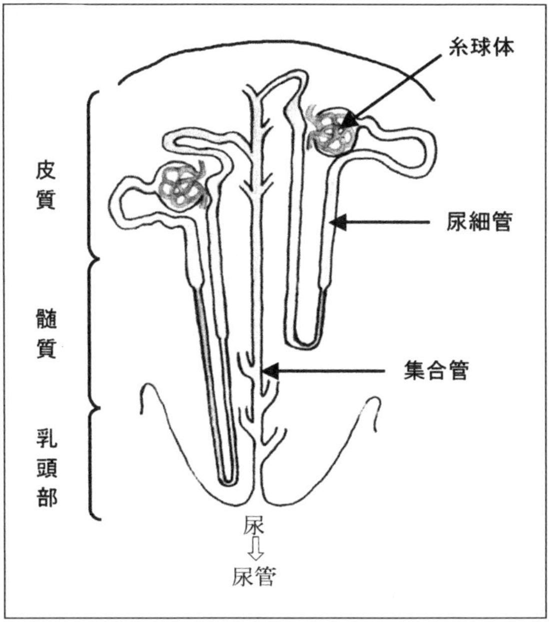

図５　腎臓内部の微細構造

■　脊椎動物の進化と腎臓

腎臓の複雑な構造と巧妙な機能もその進化の過程で獲得したと考えられ、構造と機能の複雑さにも必然性があると考えられます。私たちの腎臓の機能を理解するために、ほ乳類がどのような進化の過程をたどって地球上に現れたかに思いを巡らしてみましょう。

約40億年前の原始の海に生命が誕生したといわれています。それから、さまざまな試行錯誤が繰り返され、現存する生物が出現しました。ある意味では、この課程は生命が外部環境にいかに適応し、選択、淘汰《とうた》されていったかという道でもあります。単細胞生物が約40億年前の原始の海に誕生し、それから多細胞生物へと進化するものが現れました。さらに私たちほ乳類の祖先である脊椎《せきつい》動物の魚類が誕生し、その一部が川にのぼり両生類となり、水から離れ陸上に上がり、ほ乳類へと進化してきたのです（図６）。

単細胞生物から多細胞生物が誕生したとき、多細胞生物は外部環境の変化に影響されずに生命活動を営むために、体の中に安定した内部環境として、細胞外に“原始の海”様の組成の液体（細胞外液）を保持することになったのです。そして、今から５億5000万年前のカンブリア紀の海で、脊椎動物の祖先ともいえる脊索をもつ魚類が出現しました。同時にそこでは肉食動物も出現し、弱肉強食の戦いが始まり、オウムガイなどの外骨格動物が内骨格動物である魚類を捕食していました。４億年前に外骨格動物から逃れるために魚類の一部が川にのぼったと推定されています。川は海と異なり、電解質が乏しく浸透圧が低いため、生物はいつも電解質の喪失による生命の危険にさらされることになります。そのため、川をのぼった魚類はそのころの海の組成（Na^+の濃度140mEq／ℓ程度・Ｐ12を参照）を細胞外液の組成として維持し、その危険を避けたのです。その後、３億6000万年前に魚類から進化した両生類の祖先が水のない陸地に上がり、は虫類、鳥類、ほ乳類に進化することができたのは、腎臓で尿を濃縮することにより、体から水が失われるのを防ぐ機構を獲得できたからです（図６）。

このほ乳類への進化の過程で、川にのぼった魚類は電解質を再吸収するための尿細管を獲得し、陸地に上がった両生類は水を再吸収する仕組みを獲得したのです（図７）。

（山本　格）

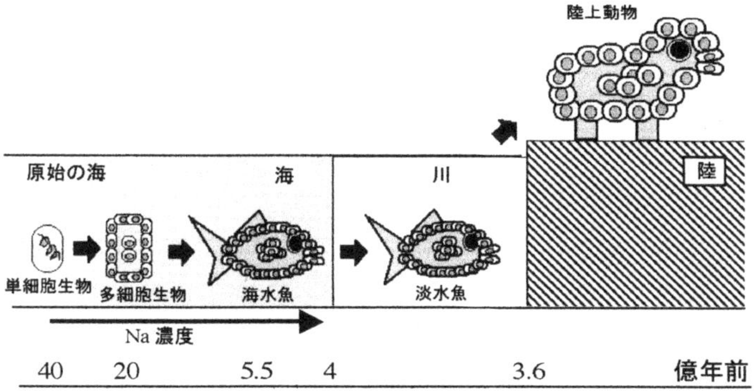

図６　生命誕生からほ乳類への進化

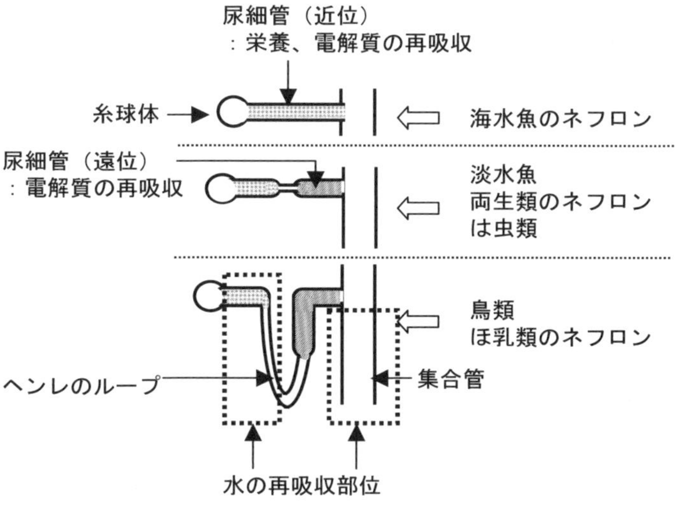

図７　脊椎動物のネフロンの進化

［mEq／ℓとは…］

Na^+などイオンの濃度を表す単位。例えば、食塩（NaCl）の分子量は58.5で、水１ℓに58.5 gの食塩が溶けているとその濃度を１モルといいます。食塩は水の中で１価のNa^+と１価のCl^-イオンに分かれますが、それぞれのイオンの電荷の濃度はイオンの濃度（モル）にその電荷（１価）をかけたもので示され、それをEq／ℓという単位で表します。Eq／ℓの1／1000の濃度がmEq／ℓです。Na＋イオン濃度140 mEq／ℓというのは私たちの血液中の濃度と同じです。

第２章　糸球体の構造と機能

腎糸球体は血管系と尿路系が接合する独特な小器官です。糸球体に入る輸入細動脈、出る輸出細動脈、その糸球体と連続する遠位尿細管部位で囲まれた領域は傍糸球体装置と呼ばれます。糸球体毛細血管網から血しょう成分が限外ろ過され、１日量として150ℓの原尿が排泄《はいせつ》され、老廃物が体外に除去されます。心拍出量の５分の１の血液が一瞬に腎に流入します。糸球体のほかの重要な機能は、腎血流量、糸球体内血圧、さらには全身血圧を調節することで、傍糸球体装置が主役を演じています。

■　糸球体とは

腎臓の皮質部位に存在し、１個の腎臓に100万個存在します。小葉間動脈から分枝する輸入細動脈が微小血管叢となり、それを糸球体上皮細胞（タコ足細胞）がカバーして取り囲み、糸球《いとだま》状の構造物（図１、４）を形成したものが「糸球体」です。それを包むボーマン嚢《のう》と合わせて「腎小体」とも呼びます。糸球体では、血液から血しょう成分を限外ろ過し、原尿をつくり出すとともに、血流量、血圧の調節を行っています。

■　尿をつくる仕組み

図２Ａで示すように、糸球体毛細血管には動脈圧（40～50mmHg）がかかり、毛細血管壁より血しょう成分がろ過（限外ろ過）されます。糸球体内皮細胞は孔が空いているため、血しょう成分は容易に血管壁へ入り込みます。そして大きく２つのバリア（障壁）、すなわち糸球体基底膜と上皮細胞スリット膜により糸球体毛細血管からボーマン嚢へのろ過が

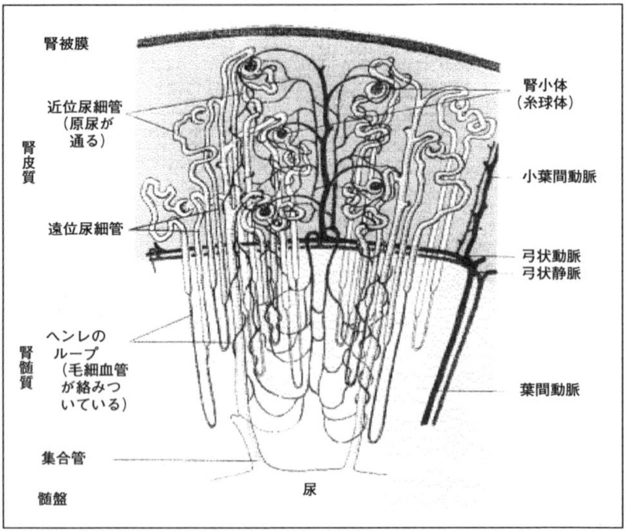

図１　腎における尿細管系と血管系

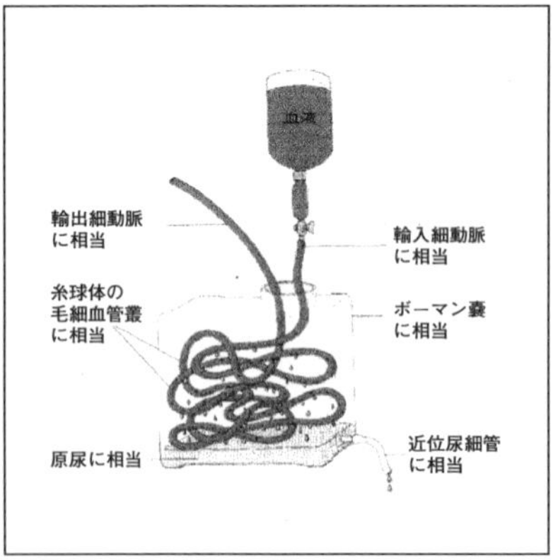

図２Ａ　糸球体における血しょうの
限外ろ過

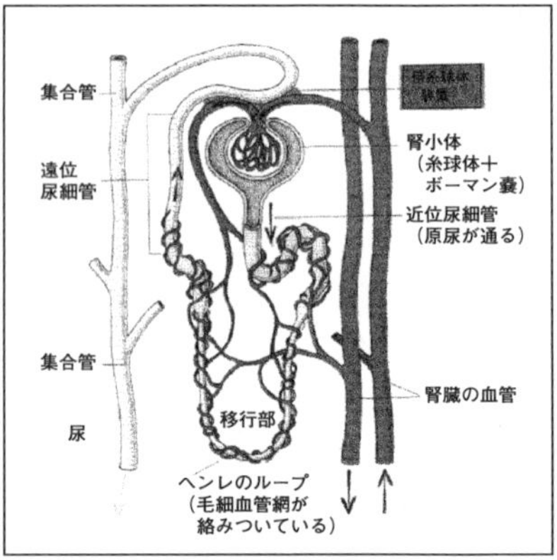

図２Ｂ　腎における尿細管系と
微小血管系

規制され、原尿が産生されます。糸球体微小血管壁のバリア（障壁）機能を、図３に示します。

・糸球体基底膜のバリア機能

1）サイズバリア:透過分子の大きさによる“ふるい効果”。分子量６万以上の大きさの分子は通過できません。

2）荷電バリア:荷電物質による“静電気的反発力”。陰性荷電を持つタンパクは基底膜の陰性荷電物質の反発力により、通過できません。

・糸球体タコ足細胞・スリット膜のバリア機能

1）サイズバリア：スリット膜の編み目による“ふるい効果”。

2）荷電バリア：タコ足細胞膜、スリット膜表面の陰性荷電物質による“静電気的反発力”。

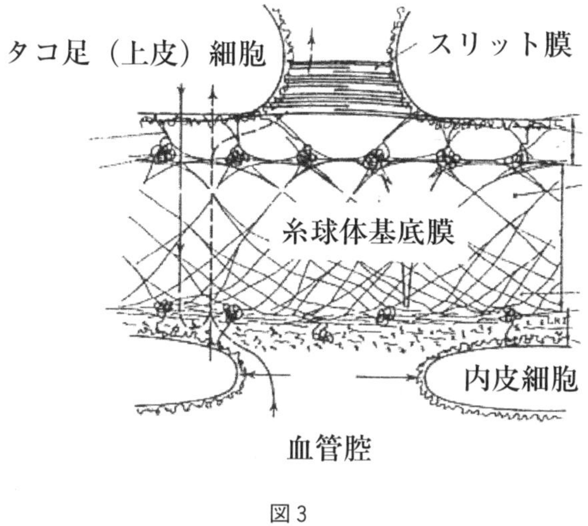

図３

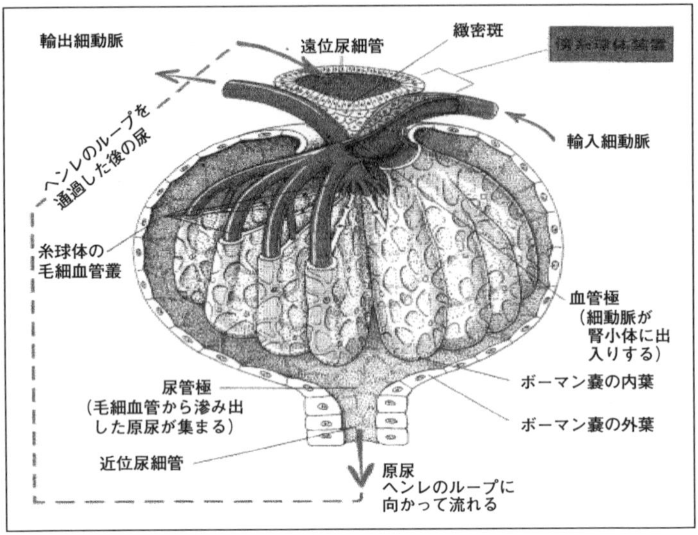

図４　腎小体

■　血流の調節

図４に示すように、糸球体には入る輸入細動脈と出る輸出細動脈があります。入り口、出口の血管は別々に運動調節されていて、収縮弛緩《しかん》の組み合わせで糸球体の血流量、流圧が変化します。腎小体から出た近位尿細管は遠位尿細管となって元の糸球体部位に戻ってきます（図２Ｂ）。この部位を緻密斑と呼び、遠位尿細管液（尿となる）中の塩化ナトリウム濃度を感受する機構があり、これによっても輸入細動脈への血流を調節しています。新しい光学機器の発達により、造影剤を用いて生体の糸球体毛細血管を造影し、かつ自己赤血球を標識して血流速度を測定することが可能となりました（図５）。　（追手　巍）

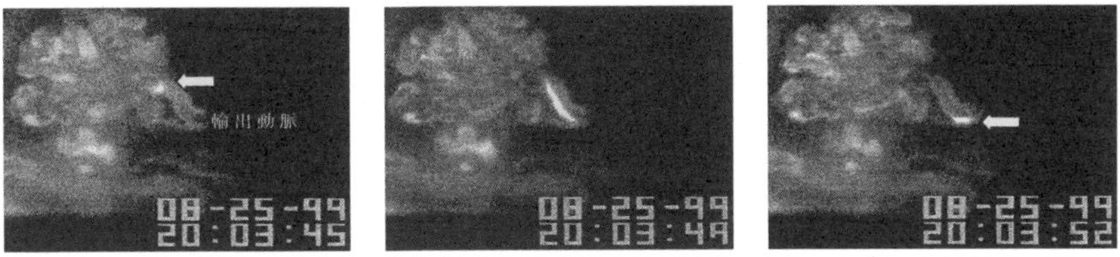

A　　B　　C

図5　糸球体毛細血管の血管造影と血流速度測定
共焦点レザー顕微鏡・高速ビデオカメラ装置を用いて、同一の糸球体を経時的に観察した。AからCまでは0.07秒間に流れる標識赤血球（矢印）像を示す。この連続画像から糸球体毛細血管の血流速度は、1029.4 μm／秒と算出できる。

第3章　糸球体の病気

糸球体の病気（障害）がどのような症状、病態を呈し、どのようにして診断治療されていくのかについてはほかの章（第4章〜第6章）で詳しく述べられますので、ここでは主として病気がどうして引き起こされるのかについて、実験動物（主としてラット）から得られた所見を中心に紹介することにします。

■　糸球体の病気の要因

・アレルギー（免疫反応による障害）

本来、私たちの体を守るために働く免疫反応そのものが体に障害を与えることがあり、広くアレルギーと呼ばれています。糸球体を場とした免疫反応が糸球体障害をもたらすことを実験的に明らかにしたのは、千葉大学病理学教室の馬杉教授が報告した、いわゆる馬杉腎炎でした。日本が誇るこの実験腎炎の元祖が世に出たのは1932年のことでした。

これはある動物Ａ（例えばラット）の腎臓を抗原として、異種動物Ｂ（例えばウサギ）に免疫して得られた異種動物Ｂの抗体（抗Ａ腎抗体）をＡに投与することにより引き起こされる実験腎炎（図１）で、糸球体基底膜における抗原抗体反応によると解されて（図２）、抗糸球体基底膜抗体型腎炎とも呼ばれています。ヒトでも糸球体基底膜に対する自己抗体が同様の病態を示すことが明らかにされています（Goodpasture症候群）。

その後、ある抗原分子に対する抗体がどのような腎糸球体病変を呈するかが分子レベルで明らかにされつつあります。例えばラットのメサンギウム細胞（第１章・図４参照）表面に局在するThy-1抗原に対する抗

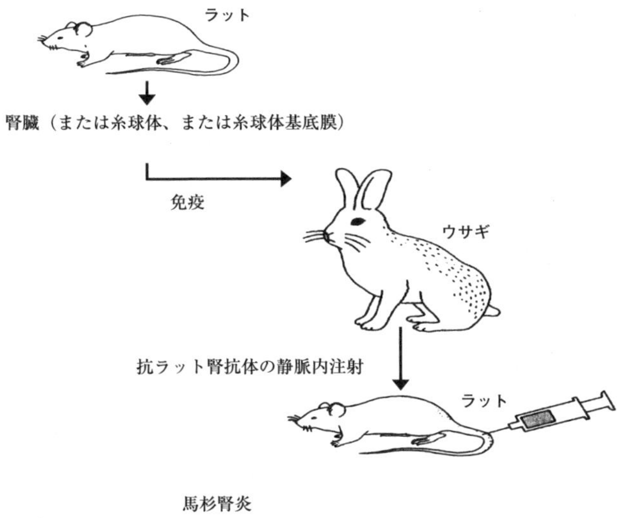

図１　馬杉腎炎。図のラット、ウサギ以外の組み合わせでも引き起こされる。

体は、ヒト糸球体腎炎で一般的によくみられるメサンギウム増殖性腎炎類似の病変を、また糸球体上皮細胞足突起表面にも存在するメガリンに対する抗原抗体反応は膜性腎症類似の病変を呈します。また最近では足突起間のスリット膜構成分子（ネフリン）に対する抗体反応がネフローゼ症候群と呼ばれる高度なタンパク尿中心の病態の引き金を引くことも判明しました。最後のタンパク尿を引き起こすモデルは私たち新潟大学大学院腎研究施設分子病態学分野で開発され、世界の注目を浴びたものです。私たちはこのモデルを活用しながら、糸球体の病変の進展因子でもあるタンパク尿の生じる過程を詳しく研究して、タンパク尿の制御を可能にし、病気の進展を抑えたいと願っています。

ところで免疫反応の結果として循環血液中で生成された抗原抗体複合

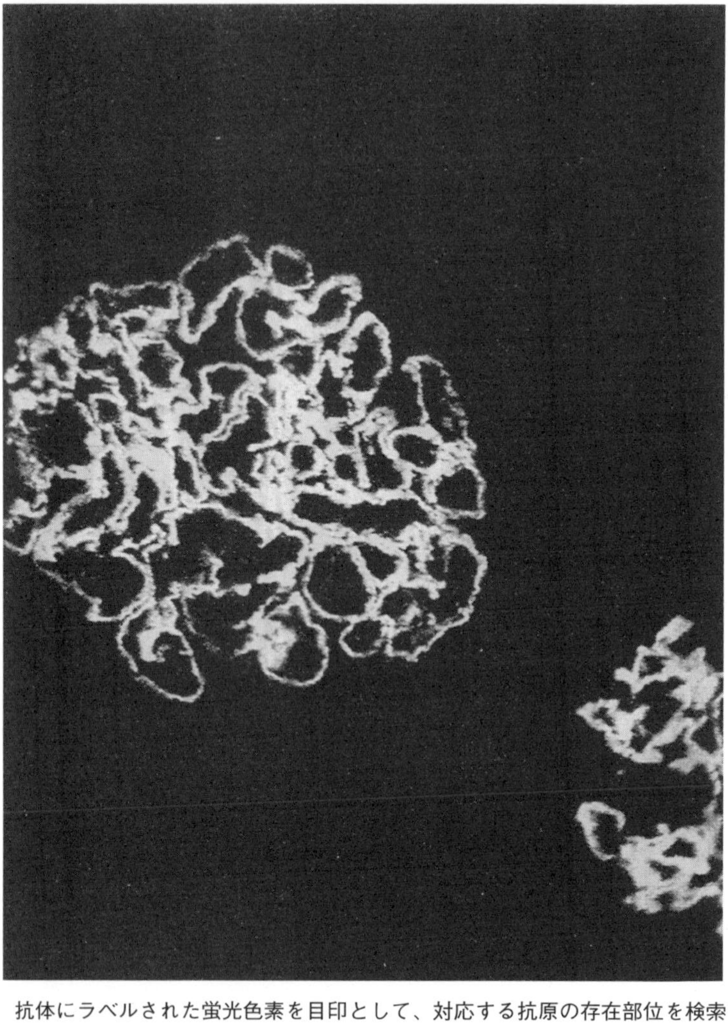

図2　抗体にラベルされた蛍光色素を目印として、対応する抗原の存在部位を検索するのが蛍光抗体法。これは抗腎抗体が糸球体基底膜と結合していることを示す典型的な蛍光抗体陽性所見である。

物が、全身の異物処理機構の処理を免れて長く流血中にたまり、糸球体の持つ解剖学的、生理学的特徴により、糸球体に沈着して炎症反応をもたらす機序も想定されており、この場合の抗原分子は腎糸球体と無関係であっても障害に関与しうると考えられています。抗原分子がまずいろいろな相互結合力により糸球体に付着し、流れ込んできた抗体と反応してその場で抗原抗体複合物が生成される過程の存在も明らかにされています。

また免疫反応は決して抗体（＝免疫グロブリンと総称される血清タンパク）が担うもの（これを液性免疫反応と呼ぶ）のみではなく、抗原分子に感作されたリンパ球（Ｔ細胞）が主役を演ずる細胞性免疫の存在が知られています。糸球体がＴ細胞により障害される機序も明らかにされつつあり、最近ではむしろ細胞性免疫の果たす役割が重視され始めています（図３）。

現実に、腎疾患患者さんから診断の目的で得られる腎生検材料においても、抗体やリンパ球を含む炎症細胞が疾患との関連のもとに糸球体に実証されており、免疫反応の糸球体病変への関与が確実視されるに至っています。

・免疫反応の関与しない病因

薬剤や重金属、毒性物質に加えて、最近では遺伝子レベルでの異常により引き起こされるタンパク尿をはじめとする腎糸球体障害例が、次々と明らかにされています（前述のネフリンの遺伝子レベルでの異常によるフィンランド型先天性ネフローゼ症候群など）。そのほか、第５章で詳しく紹介される糖尿病など代謝異常をはじめ、血行動態異常、血液凝固系異常、放射線などが糸球体病変に関与するとされています。

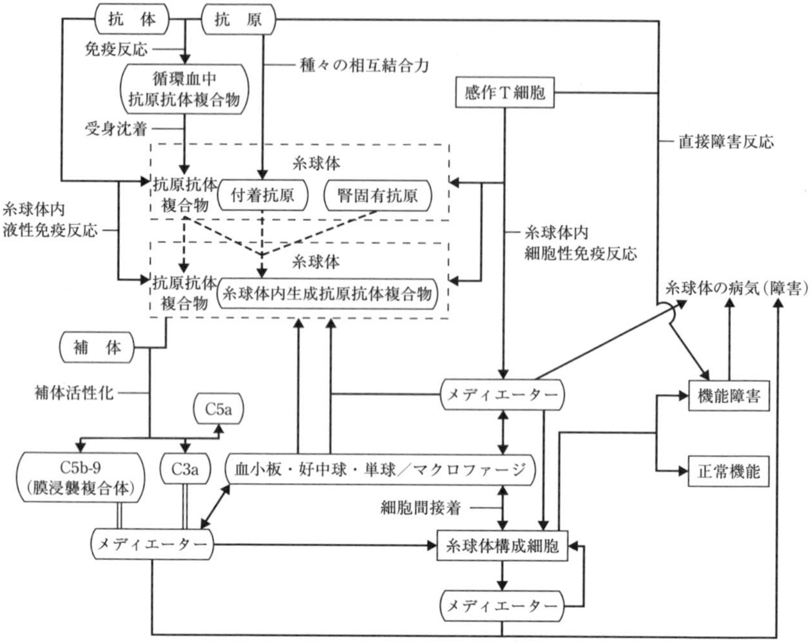

図３　免疫反応により糸球体障害が引き起こされることを示す概略図

■　糸球体を直接傷害するもの

免疫反応に引き金を引かれはしますが、現実に障害に関与する因子をメディエーターと総称します。弾丸や刃のようなものだとご理解ください。病変に絡む細胞としては、いわゆる炎症細胞（T細胞、単球／マクロファージ、血小板など）と糸球体を構成する細胞（上皮細胞、内皮細胞、メサンギウム細胞）があり、それらから生成・分泌される障害因子が数多く報告されています。その主なものを簡潔に紹介します（図３）。

・補体成分

抗体以外にも体を守るための因子が血清中に含まれており、抗体に対して補助的に働くといった意味合いで補体と呼ばれています。これも両刃の剣的な要素を持ち、体の障害に直接関与することがあります。ある腎炎では糸球体にC3やC5b-9（膜浸襲複合体）など補体成分が証明されます。最近では細胞膜表面での補体調節タンパクの存在に興味が持たれており、それを抑制することにより腎障害が悪化することも知られています。

・酵素

例えばエラスターゼをラット腎動脈から注入するとタンパク尿が認められることや、種々のモデルにおいて酵素阻害剤により腎障害が軽減されることが報告されています。

・活性酸素

種々の腎炎における活性酸素の直接の障害作用が報告されていますが、実際の障害作用（脂質過酸化、DNA損傷など）とそれに対する細胞、組織の反応には未詳の部分が多いのが現状です。

・サイトカイン

細胞の分泌する高い生物学的活性を有するポリペプチドをサイトカインと総称します。サイトカインが糸球体障害に関与することは直接証明されつつあります。一番解析が進んでいるものに血小板由来増殖因子（PDGF）とtransforming成長因子-β（TGF-β）があります。前者は強力な増殖促進作用を有し、後者は基質増加をもたらす代表格と位置付けられています。共に特異的な抗体や拮抗剤により腎病変が抑制されることや、各々遺伝子を直接糸球体内に導入して、各サイトカインを発現させると、結果として細胞増殖やメサンギウム基質増加という特徴的な腎病変が引き起こされることも実証されています。

・凝固線溶因子

糸球体内フィブリンの沈着証明や抗凝固剤による腎病変軽減の事実により、この因子が腎障害に密接に関連していることが示唆されています。

・その他

エイコサノイド（アラキドン酸の酸化産物であり、種々の腎炎で産生亢進《こうしん》が認められると報告されている）や脂質などが挙げられています。

■ 腎（糸球体）病変の進展

進行性の腎病変モデルの実験的な作成は容易ではなく、理想的なモデルは少ないようです。このことが進展機序の解明と、進展抑制策の確立を妨げている主因ともなっています。

腎疾患患者さんの腎生検材料とその後の経過を検討した結果から、尿細管間質の病変の程度が、糸球体のそれよりもその後の腎機能の結果によりよく相関することが判明しています。糸球体病変が次の段階として尿細管障害をもたらし、さらに間質の線維化という最終段階に至るまでにはいろいろな因子の関与が示唆されています(図４)。糸球体病変をもたらす障害因子がそのまま尿細管を障害する可能性は高いのですが、腎障害の最も一般的で客観的な指標と位置付けられてきたタンパク尿そのものが、実は重要な尿細管障害因子であるということが最近強調されるに至っています。

次いで、間質の線維化を促進するサイトカイン（TGF-βなど）や細胞外物質（コラーゲンなど）を産生分泌する細胞としてマクロファージ等浸潤炎症細胞、間質線維芽細胞、尿細管細胞、さらには尿細管細胞が様変わりしたと主張されている間質線維芽細胞様細胞などが挙げられて

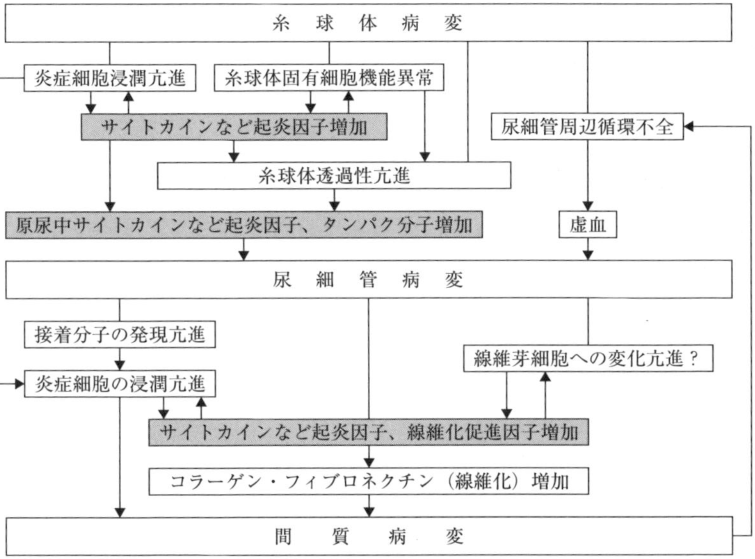

図４　尿細管間質の病変の引き起こされる過程（腎臓病の進展機序）

います。

このように糸球体にひたすら集中されていた関心が尿細管間質にも向けられつつあります。原因疾患を問わず最終腎病変が極めて類似していることからも、尿細管間質を主舞台とした共通の進展機序を解明し、その抑制をはかることが可能となれば、血液透析や移植を必要とする慢性腎不全状態への移行を少しでも遅延できるものと期待されます。

（清水不二雄）

第４章　大人の腎臓病

大人の腎臓病の初期には、自覚症状が乏しいため、多くは学校や職場の検診の際に尿タンパクあるいは尿潜血（血尿）反応陽性から、偶然に発見されます。腎臓病には、結石や悪性腫瘍《しゅよう》などの泌尿器科的疾患と、腎臓の糸球体や間質に異常が起こるいわゆる内科的腎臓病である“腎炎”があります。成人にみられる腎炎の中には原発性と続発性があり、また臨床経過から急性と慢性などのタイプに分かれます。慢性に経過する腎炎は数十年の経過で進行し、やがて腎機能不全に陥るものが少なくありません。したがって、早期に診断することにより、適切な治療を受ける必要がありますが、特に血圧の管理は重要です。近年、糖尿病による腎臓病患者が増加の一途をたどっており、糖尿病の早期診断とその治療は特に重要な課題です。

■　大人の腎臓病の早期発見

腎臓病の初期徴候は尿異常です。学校や職場での検診の時に尿異常があるとして、タンパク尿や血尿が発見される場合を、チャンス（無症状）タンパク尿／血尿といいます。尿検査での尿糖陽性は、糖尿病の診断に重要な所見です。糖尿病の早期診断は重要な課題ですが、尿検査はこの意味でも大切です。

通常、検診での検尿は試験紙法で行われます（図１）。検尿の目的は、できるだけ腎疾患を見逃さないようにすることです。このため試験紙法による偽陽性（±）以上を要再検とします（図２）。したがって、尿検査の陽性者がただちに腎臓病というわけではありません。学校検尿は昭和48

年より法的に義務付けられており、職場検診や住民検診でも尿検査が広く行われています（表１）。

尿検査を受ける上での注意点としては、新鮮尿を検査することです。また、尿検査の結果を評価するにあたっては幾つかの注意点を念頭に置く必要があります。すなわち、尿試験紙の標示値や、反応性に検査試薬のメーカー間差があること、服薬している場合には薬剤の影響があることなどです。尿検査で異常が出て腎臓病が疑われる場合には、さらに24時間蓄尿などの詳しい尿検査を行う必要があります。

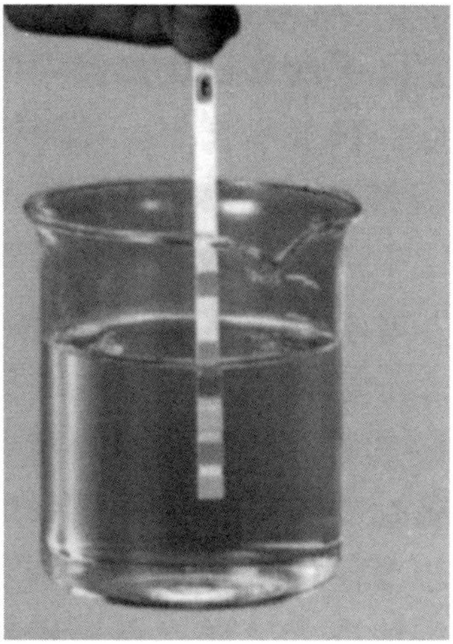

図１　試験紙法による尿検査

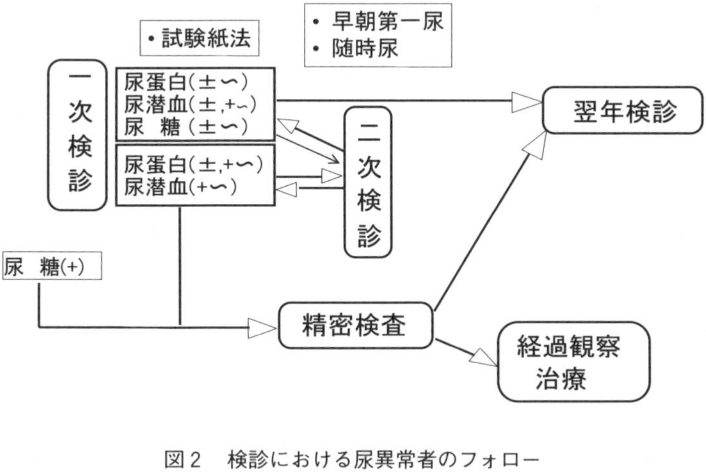

図２　検診における尿異常者のフォロー

表１「検尿」検査の意義

- 無侵襲で、生体情報が得られるスクリーニング検査として重要
- ほとんどの検診（学校保険法、労働安全衛生法、老人保健法、母子保健法、人間ドック）で必須化
- 全身疾患、特に腎臓病・尿路系疾患の早期診断やこれらの疫学研究に有用

■ 腎臓病の診断のための検査

尿検査に続いて必要な検査は、血液検査、腹部の超音波検査（エコー）や、シンチグラフィー画像検査などとともに腎生検です。24時間蓄尿して１日のタンパク排泄量を測定するとともに、クレアチニンクリアランス（Ccr・P35を参照）検査が必要です。腎生検は、腎組織の一部を針で採取し、直接、顕微鏡で観察することにより、病気の種類や程度を明らかにして正確な病理組織診断をするものです。具体的には腎生検は、図３のようにうつ伏せにして腰部（右側）の穿刺部位を十分に局所麻酔します。そして、超音波検査により腎臓（右側の）をみながら、細い穿刺針によって組織を採取します。検査自体は30分程度で終わりますが、検査後安静を保つ必要があります。腎生検は、治療に役立てるための大事な検査です。

■ 大人の腎臓病の種類

主な大人の腎臓病を表２に示します。腎臓病には結石や悪性腫瘍などの泌尿器科的疾患と、腎臓の糸球体や間質を病変の場とする内科的腎疾患、いわゆる腎炎があり、その原因はさまざまです。内科的腎臓病は、

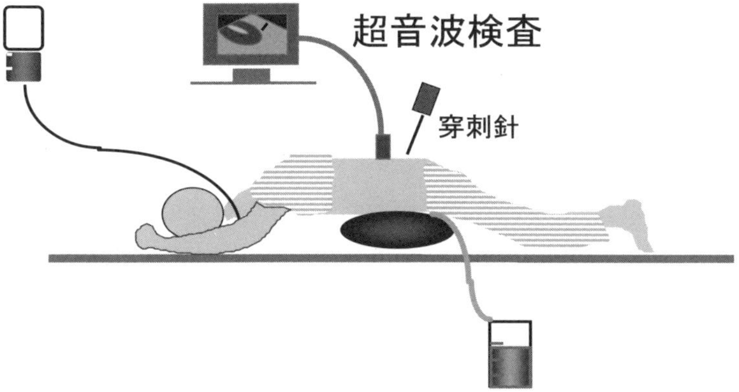

図３　腎生検の方法
穿刺部位を十分に局所麻酔して、超音波検査により腎臓の表面を確認しながら腎組織採取用の針を穿刺して、小さな組織を針の中に入れて採取する

血液をろ過して尿のもとをつくる部位である糸球体の炎症を意味する糸球体腎炎と、むくみを特徴とするネフローゼ症候群に分けることができます。糸球体腎炎には原発性と続発性（全身性）がありますが、原発性は臨床経過から急性、急速進行性、慢性の三つのタイプに分けられます。腎機能が正常値より低下した状態は腎不全と呼ばれます。また、多発性嚢胞《のうほう》腎、アルポート症候群、ファブリ病などの遺伝性の腎臓病も大人で起こります。小児に起こる急性糸球体腎炎やネフローゼ症候群の多くは治癒しますが、成人にみられる腎炎の中には、慢性に、進行性に経過して、やがて腎機能不全に陥るものが多いので、早期診断により適切な治療が必要です。

腎生検がわが国で導入されたのは1954年で、最初に行ったのは新潟大学です。その後、多くの腎臓病の患者さんの検査を行ってきました。原発性糸球体腎炎の臨床診断による比率をみると、慢性糸球体腎炎は70〜80%、ネフローゼ症候群は約20%です。急性糸球体腎炎は近年減少傾向にあり、急速進行性糸球体腎炎はむしろわずかに増加して2%を占めますが、この理由は高齢者の腎炎患者が増加していることを反映しています。病理組織学的診断された症例の慢性腎炎の組織型をみると、IgA腎症が37%と最も多く、これはわが国でも、また世界的にも共通しています。すなわちIgA腎症は、検診で発見されることが多く、大人の原発性の慢性腎炎として最も頻度が高い疾患です。

表2　大人の腎臓病の種類

1．内科的腎臓病
　(1) 原発性のもの
　　① 急性（糸球体）腎炎：溶連菌感染後、その他の感染後
　　② 急速進行性（糸球体）腎炎
　　③ 慢性（糸球体）腎炎：IgA腎症などいろいろなタイプがある：潜在型と進行型が存在する
　　④ ネフローゼ症候群：膜性腎症などいろいろなタイプから起こる
　　⑤ 慢性腎不全
　　⑥ 尿毒症
　　⑦ 家族性腎炎（遺伝性腎炎）：多発性膿胞腎、アルポート症候群、ファブリ病
　(2) 続発（全身）性のもの
　　① 糖尿病性腎症
　　② ループス腎炎
　　③ アミロイド腎症
　　④ その他
2．泌尿器科的腎臓病
　　① 腎結石・腎がん・その他

■ IgA腎症

IgA腎症は、今から30年以上前の1968年、Bergerら（フランス）により、糸球体メサンギウムに広く免疫グロブリンのIgAとIgGの沈着を認め、タンパク尿と血尿が持続する症例として初めて報告されたことにより明らかにされた腎臓病です（表３）。この病気が発見された当時は、予後良好な腎臓病と考えられていました。その後、長期予後成績の検討から、20～40%が末期腎不全に至ることが明らかになり、最も重要な腎臓病と考えられています。IgA腎症の診断には腎生検によってIgAの沈着を確認することが必要です（図４）。IgA腎症の発症頻度は、報告や地域によって異なりますが、これは腎生検の適応の違いや、健常者を対象にした健康診断の有無などが関連しているものと思われます。一般的に若年者に好発し、男性にやや多い疾患であり、地域、人種的には、アジア、オセアニア、南ヨーロッパに多く、黒人には少ないのが特徴です。

表３　IgA腎症とは

歴　　史	1968年Bergerが、腎臓の糸球体メサンギウム領域に、び慢性に免疫グロブリン（Ig）Aの沈着を認め、タンパク尿と血尿が持続する症例を示した。 当初は、予後良好な疾患と考えられていたが、その後、20～40%が末期腎不全に至ることが明らかにされている。
頻　　度	日本では就労人口10万人に約200人 ヨーロッパでは人口10万人に25～50人
好発年齢	20歳未満、20代、30代、40代それぞれ、ほぼ20%
地 域 差	アジア、オセアニア、南ヨーロッパに多い
人 種 差	黒人には少ない
性　　差	一般には、やや男性に多い

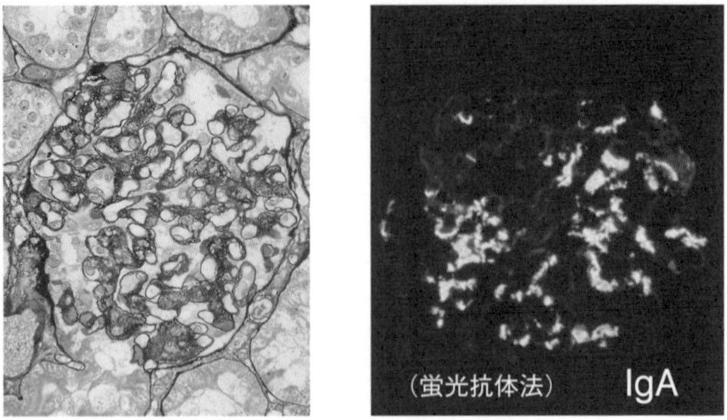

図4　IgA腎症の腎生検組織
腎臓の組織を一部採取した顕微鏡的病理組織所見を示す。
IgA腎症では、糸球体の血管を支える組織（メサンギウム領域）が増加し、蛍光抗体法により免疫グロブリンA（IgA）が沈着していることを確認して診断する。

■　腎臓病の治療

病気の種類によって腎臓病の治療内容は異なります。一般に、腎臓病に対しては日常生活としての食事療法とともに薬物療法を併用します。

(1) 腎疾患の管理と生活指導

尿所見と腎機能の程度、原疾患により異なりますが、一般的注意事項として、①感冒などの感染症を予防すること、②過労などの身体条件の悪化を避けること、③腎臓病の経過を把握するために定期的な通院治療をすることが必要です。

(2) 薬物治療

主として①副腎皮質ステロイド薬が用いられます。②降圧薬（アンジオテンシン変換酵素阻害薬、アンジオテンシンⅡ受容体拮抗薬）は血圧を下げる薬ですが、最近腎臓の悪化を抑える作用が認められ、注目されています。③抗凝固薬、④抗血小板薬（ペルサンチン・コメリアンなど）、

⑤免疫抑制薬（難治性のネフローゼ症候群の治療薬として使われる）などがあります。

(3) 食事療法＝食塩とタンパクの制限

腎臓病の治療の中で、食塩とタンパクを制限する食事療法は大きな意義があります。しかし食事療法は、長い間続けて初めて効果が出てきます。食事療法は、症状や腎機能の障害度により内容が異なります。まず、高血圧や浮腫《ふしゅ》（むくみ）がある場合は食塩を制限します。食塩は１日７ｇ以下にしますが、症状が強い時には１日５ｇ以下にすることもあります。急激に制限することを控えて、少しずつ食塩を減らしていくようにします。食事のタンパク制限（少なくとも0.7ｇ以下／日・体重kg）は腎機能保持に有効ですが、一方で十分なエネルギーを摂取する必要があります。タンパク含量を低くしたごはんやうどん、でんぷん製品などの治療用特殊食品を活用するのも有効です。

■　慢性腎不全

慢性腎不全とは、種々の原因による腎臓病のため、数カ月ないし数年の経過で次第に腎機能低下が起こる病気を意味します。この病気の治療で大切なことは、早期に腎不全の状態を正しく診断することです。軽症（初期）の慢性腎不全では、夜間尿や労作時のどうき息切れ、浮腫などが見られますが、無症状のこともあります。進行すると食欲不振、吐き気、嘔吐《おうと》などの消化器症状や、乏尿、呼吸困難、全身けいれん、不随意運動、意識混濁などが起こってきます。確定診断には血液検査、特に血清の尿素（BUN)、クレアチニン（Cr）値が正常値よりも高いことを確認します。筋肉量の少ない女性や高齢者などでは、腎機能が低下しても血清Crの上昇が少ないので、クレアチニンクリアランス（Ccr）（正常値

80～120mℓ／分）の測定が必要です。全身状態の評価には、末梢血液検査、胸部X線写真、血液ガス分析などの検査が必要です。急性腎不全との鑑別には、原疾患の有無や尿所見の経過、腎性貧血の有無、腎臓の委縮の有無などを診断の参考にします。

■ 慢性腎不全のフォローアップと治療

慢性腎不全の原因が明らかで、腎不全の進行が緩やかであれば、外来で経過観察が可能です。しかし、原疾患が不明で、腎機能の低下が進行するときや、降圧治療が不十分のとき（血圧値は130／85以下を目標とする）には、透析可能な専門医での治療が必要です。腎機能を示すCcrが30～10mℓ／分以下になれば、透析療法の学習、準備（シャント造設など）が必要となります。高齢者やリウマチ性疾患などで筋肉量の少ない症例では、血清Crが２～３mg／dℓ台でもCcrが10mℓ／分に低下していることはまれではなく、Ccrの積極的な測定が望まれます。感染症、食欲低下、腎毒性薬剤の使用、脱水の時や、降圧・利尿薬の種類や量を変更した時には、腎機能の急激な低下や電解質の乱れが起きやすいので、さらにまめな検査が必要です。外来でのフォローアップは、腎機能が低下するに従い、月１回から２回へと通院頻度を増します。血清Crが３～４mg／dℓ以上（あるいはCcrが30～10mℓ／分以下）の例や腎機能低下スピードの速い例では、体重の変化や浮腫の程度に留意して、胸部X線写真、血液ガス分析を行い、肺うっ血を早期に診断し、治療することが必要です。透析導入のためには、これに加え、腎性貧血や腎性骨異栄養症に対する検査も行って、それぞれエリスロポエチン製剤や活性型ビタミンD製剤による治療を開始します。

■ 尿毒症

腎機能低下に伴って出現する多彩な臨床症状が出たときの総称です。血清尿素窒素（BUN）が50mg／dℓを超すような状態になると、貧血が出現します。食欲不振・吐き気・嘔吐など消化器症状は、比較的早期から出現しやすいといえます。心不全・心外膜炎などの心血管症状や呼吸器症状（呼吸困難など）は、中等度以上の腎不全状態で出現します。中枢末梢神経障害（意識障害、けいれん、下肢の知覚異常など）を呈するときは、かなり進行した腎不全状態です。すなわち、腎不全の進行（末期）の症状が出てきたときを尿毒症といい、透析治療あるいは腎移植が必要な状態を意味します。（下条文武）

［クレアチニンクリアランスとは…］

血液中のクレアチニンという分子が、１分間で腎臓から除去される量が何mℓの血液に溶けていたかを検査するもの。この値が糸球体のろ過量を示します（mℓ／分）。

第5章　糖尿病の腎障害

■　糖尿病とは

糖尿病は、膵臓《すいぞう》から分泌されるインスリンの作用不足などにより、血糖値が高い状態（高血糖）が続く病気です。尿糖（糖が尿に出る）は高血糖の結果であり、糖尿病は尿糖ではなく高血糖の証明で診断します。糖尿病には幾つかのタイプがあり、主に若年者に発症する1型糖尿病と、中高年者に発症する2型糖尿病に大きく分類されますが、日本の糖尿病の95%は後者です。典型的な症状は口の渇き、尿量の増加、疲れやすさ、体重減少などで、発病には遺伝因子、環境因子、免疫異常などの多くの要因が関係すると考えられます。

■　糖尿病の合併症

糖尿病が非常に怖い病気であるのは、合併症があるためです。急性合併症と慢性合併症に大きく分類しますが（表1）、より頻度が高く、生活の質と生命に影響が大きいのは後者です。特に、細小血管症である糖尿病網膜症、糖尿病腎症（腎症）、糖尿病神経障害（以上を3大合併症という）、および大血管症である動脈硬化症（心臓の冠動脈、脳血管、末梢《しょう》血管など）とそれによる臓器障害が重要です（図1）。

■　合併症の現状

現在、日本の糖尿病患者は約700万人、予備患者を含めると千数百万人と推定され、さらに増加しています。糖尿病とともに合併症も増加し、特に腎症による血液透析患者と網膜症による失明患者の増加は日本およ

急性合併症	糖尿病性昏睡	糖尿病性ケトアシドーシス 高血糖高浸透圧性非ケトン性昏睡
	急性感染症	肺炎など
慢性合併症	糖尿病に特有なもの	糖尿病網膜症 糖尿病腎症 糖尿病神経障害
	糖尿病に特有ではないが高頻度なもの	動脈硬化症（心筋梗塞、脳梗塞、閉塞性動脈硬化症） 高脂血症 脂肪肝、胆石症 白内障 慢性感染症 皮膚疾患（真菌症、化膿症、水疱症など） 歯周炎 骨減少症、関節症

表１　糖尿病合併症

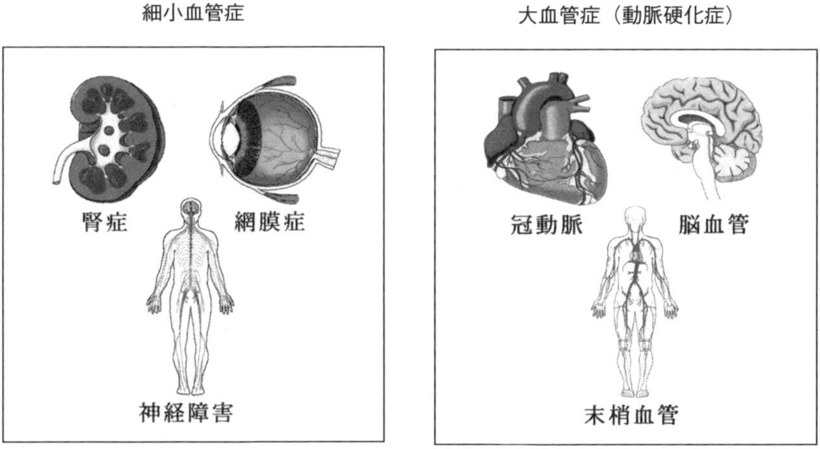

図１　糖尿病合併症

び世界的な問題となっており、新潟県も例外ではありません。

■ 糖尿病合併症の頻度

慢性合併症の頻度は、一般に血糖値がより高い（血糖コントロールが不良な）ほど増加しますが、不良でも発症しない、反対に良好でも発症することがあります。不良な状態が数年以上続くと、網膜症や神経障害の何らかの症状（所見）が多くの患者に出現しますが、腎症が出現するのは約 3 割の患者です。腎症の発病には、高血糖以外に高血圧、肥満、遺伝因子など多くの要因が関与すると考えられます。

■ 腎症の診断

糖尿病患者において、尿の試験紙法でタンパク陽性（タンパク尿）が持続する場合を腎症と診断するのが一般的ですが、正確には血液検査、腎機能検査、画像検査、腎生検法などにより総合的に診断します。タンパク尿が陰性の場合でも、抗アルブミン抗体を用いた測定により、少量排泄《はいせつ》されている尿タンパクを測定できます。正常者でも極めて少量の尿タンパクが出ますが、それより多い尿タンパクを微量アルブミン尿といい、この糖尿病患者を早期腎症と診断します。私たちはより早期に、より正確に、より予後が判定できる診断方法を検討していますが、尿の詳細な分析と腎生検などから有力な情報を得ることができます。

■ 腎症の症状と経過

典型的な経過として、糖尿病の発症から数年～十数年で微量アルブミン尿、それから数年でタンパク尿が出現します。この時期までは特に症状はありませんが、タンパク尿が持続すると腎機能が低下し始めて、高血圧や浮腫《ふしゅ》（むくみ）が出現します。さらに数年を経過すると、腎機能が著しく低下して、息切れや疲れやすさなどが出現します（図２）。腎症の経過は極めて長いので、尿タンパクと腎機能により５つの病期に分類し（表２）、治療を考えるのが一般的です。

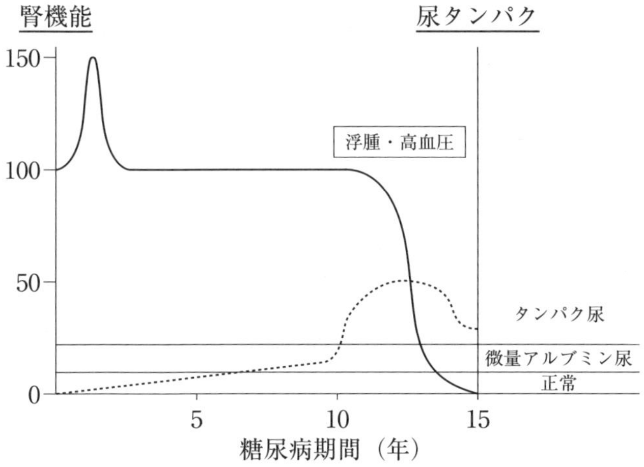

図２　糖尿病腎症の臨床経過

■ 腎症が起きる仕組み

高血糖が基本的な原因ですが、現在は次の３つの大きな要因が考えられています。①腎臓の重要な装置である糸球体の内部圧力が上昇する（糸球体内高血圧）。②細胞内のタンパク量の調節などに異常が生じて、結果としてタンパク量が増加する。③またタンパクが常に高血糖状態にあるために、その性質や役割が変化する。それ以外にも多くの異常が発生して、本来の腎臓の構造と役割が損なわれると考えられます。

表２　糖尿病腎症の病期分類

病　　期	臨床的特徴		主な治療法
	尿タンパク	腎　機　能	
第１期 （腎症前期）	正常	正常 ときに高値	血糖コントロール
第２期 （早期腎症期）	微量アルブミン尿	正常 ときに高値	厳格な血糖コントロール 降圧治療
第３‐Ａ期 （顕性腎症前期）	持続性タンパク尿	ほぼ正常	厳格な血糖コントロール 降圧治療・タンパク制限
第３‐Ｂ期 （顕性腎症後期）	持続性タンパク尿	低下	厳格な降圧治療 タンパク制限食
第４期 （腎不全期）	持続性タンパク尿	著明低下	厳格な降圧治療 低タンパク食・透析療法導入
第５期 （透析療法期）	透析療法中		透析・移植

（平成12年度健康科学総合研究事業研究報告書より一部改変）

■　腎症の治療

糖尿病の治療目標は、高血糖による症状がなく健康人と同じ生活の質と寿命を確保すること、細小血管症と大血管症（動脈硬化症）の発症と進展を阻止することです。腎症の治療目標は、発症予防として早期腎症である微量アルブミン尿にとどめること、進展予防として尿タンパク量の増加と腎機能の低下を少なくすることで、以下の３点が治療の基本です。

１）血糖管理

血糖値は食事や運動で時々刻々と変化するため、経過の長い腎症を考える指標として十分ではありません。過去１カ月間の血糖値を反映する血中HbA1c（ヘモグロビンエーワンシー）値により評価します。正常値は5.8％以下ですが、血糖コントロールが不良なほど高値になるため、長期管理の指標として重要です。最近の研究から、腎症の発症と進展を予防するためのHbA1c目標値は、１型糖尿病で7.0%未満、２型糖尿病で6.5%未満と考えられます。

糖尿病の食事療法は摂取熱量の制限で、標準体重と日常労作のかけ算として算出します。標準体重は体格指数（BMI）で算出する方法が一般的で、身長（m）^{2}×22で求めます。次に労作の程度により標準体重kg当たり、軽労働の場合は25kcal、中労働の場合は30kcal、重労働の場合は35kcalを基本とします。腎症が進展した場合は、後述するタンパクの摂取量なども制限します。

薬物療法として１型糖尿病ではインスリンを使用し、２型糖尿病では食事療法と運動療法で血糖コントロールが不良の場合に、経口血糖降下薬やインスリンを使用します。

２）血圧管理

全身の血圧は腎症の発症と進展に大きく影響します。最近の研究から、糖尿病患者の血圧目標値は130／85mmHgと考えられます。年齢などによって目標値を多少は変更しますが、一日の血圧変動を少なくして目標値を維持することが大切です。

降圧薬として、アンジオテンシン変換酵素阻害薬とアンジオテンシンⅡ受容体拮抗薬が腎症に有効ですが、１種類の薬で十分でない場合はカルシウム拮抗薬や利尿薬などを併用します。

３）タンパク制限食（低タンパク食）

食事のタンパク質を制限すると、尿タンパク量の減少や、腎機能の低下を予防する効果が期待できます。腎症が発症した場合は、摂取熱量を制限する糖尿病食に、摂取タンパクの制限も加えた方がよいと考えられます。食塩やカリウムの摂取制限も含めて、腎症の病期により調整します（表3）。

なお糖尿病には高脂血症や動脈硬化症を合併することが多く、これらの治療や予防のために抗高脂血症薬、抗血小板薬などを追加する場合もあります。

■ 腎症の運動療法と生活指導

表3　糖尿病腎症の食事療法

病　　期	総熱量（Kcal／kg／日）	タンパク質（g／kg／日）	食塩分（g／日）	カリウム（g／日）
第1期（腎症前期）	25〜30		制限せず	制限せず
第2期（早期腎症期）	25〜30	1.0〜1.2	制限せず	制限せず
第3-A期（顕性腎症前期）	25〜30	0.8〜1.0	7〜8	制限せず
第3-B期（顕性腎症後期）	25〜35	0.8〜1.0	7〜8	軽度制限
第4期（腎不全期）	30〜35	0.6〜0.8	5〜7	1.5
第5期（透析療法期）血液透析	35〜40	1.0〜1.2	7〜8	＜1.5
第5期（透析療法期）腹膜透析	30〜35	1.1〜1.3	8〜10	軽度制限

（平成4年度厚生省糖尿病調査研究報告書より一部改変）

運動療法は糖尿病治療の基本で、微量アルブミン尿の時期までは十分な運動療法を行います。しかし、タンパク尿が出現してからは、尿タンパク量が増加、あるいは腎機能が低下する可能性があり、過剰な運動は避けるようにします。また血糖値が極端に高い、眼底出血、心肺機能の低下などの場合は原則として禁止します。

喫煙患者は非喫煙患者と比較して腎症の進行が早いことから、腎症と診断されたら禁煙した方がよいでしょう。生活一般、労働、家事、妊娠・

出産などについても、腎症の病期により制限が必要な場合があり、無理をしない生活をすることが重要です。

現在、腎症の原因解明と治療法の開発が精力的に行われています。近い将来には根本的な治療法が確立できるものと期待されています。

（鈴木芳樹）

〔参考文献〕

１）糖尿病性腎症のベッドサイドマニュアル、中山書店
２）糖尿病治療ガイド、文光堂

第６章　子どもの腎臓病　―学校検尿を通じて―

■　学校検尿

慢性に経過する子どもの腎臓病の早期発見・早期治療を目的として、1974年から児童・生徒を対象とした学校検尿が行われています。糸球体腎炎による新規透析導入者数は1987年から20代が、1994年から30代が減少しており、学校検尿の成果や小児腎疾患の治療の進歩によるものと考えられます。

■　学校検尿のシステム

朝起きて最初に出る尿（早朝第一尿）を２回検査し、連続陽性の場合に尿異常とする方式が広く行われています。一次検査は、試験紙法で早朝第一尿のタンパク、潜血、糖を検査しますが、白血球を検査している自治体もあります。判定は一般に尿タンパク（±）以上、尿潜血（±）以上を陽性とし、これらに対して二次検査を行います。二次検査も一次検査と同様に検査・判定します。この方式で1999年度に検査を受けた小中学生34万人のうち２回連続陽性となった者は、タンパク尿で小学生0.13%、中学生0.49%、血尿で小学生0.83%、中学生0.97%でした。慢性腎炎の頻度は小学生で約0.1%、中学生で約0.15%とされており、学校検尿では６～８倍の尿異常者が発見されていることになります。

二次検査の異常者に対し三次検査を行います。早朝第一尿および起床後尿（随時尿）の検査のほか、血液生化学（BUN、クレアチニン、総タンパク、アルブミン）、血清補体（C_3）、血清ASOなどを検査します。三次検査終了後に専門医による判定委員会で暫定診断をつけ、それに基づいた生活管理を指導します。三次検査および暫定診断を学校医、主治医、あるいは専門医にゆだねる方式を採用している自治体もあります。

日本学校保健会の1998年度全国調査によりますと、小学校の8.3%、中学校の8.0%が二次検査を実施していないほか、8割以上の自治体が三次検査を実施していません。新潟県内をみると、新潟市は全国に誇れる検診システムを確立していますが、そのほかほとんどの市町村は残念ながら全国とほぼ同じような状況です。

■　なぜ早朝第一尿を検査するのか

学校検尿では、体位性タンパク尿のまぎれ込みを減らすため早朝第一尿を検査します。体位性タンパク尿は起立性タンパク尿とも呼ばれており、横に寝ていると出ないのに、立ち上がったり後ろにそり返ったりすると出てくる生理的なタンパク尿です。小学校高学年から中学生にかけては10～30数%とかなりの頻度でみられるため、登校してから採尿するとあまりに多くの異常者が出てしまい、スクリーニングの用をなさなくなります。

■　学校検尿でタンパク尿が見つかったとき

学校で採った尿にだけタンパクが出ている場合は体位性タンパク尿を疑い、前弯《ぜんわん》負荷試験を行います（図1）。水道管くらいの棒を腰に抱え3分間立っていると、体位性タンパク尿では多量の尿タンパクが出現します。その後、ベッドに横になり30分おきに尿を検査し、2時間以内に尿タンパクが消失すれば体位性タンパク尿と診断されます。ただし、腎炎の治りかけや始まりに体位性タンパク尿がみられることがあるため、初めて見つかった最初の数カ月は定期的に尿検査を受けた方がよいでしょう（表１）。年齢的には小学校高学年から高校生くらいに多くみられます。

一方、静かに横になっていても尿タンパクが消えなかったり、早朝尿に多量のタンパクが出ている場合は慢性糸球体腎炎の可能性が高く、運動制限が必要です。特に、タンパク尿と血尿が同時にみられる場合は重い慢性糸球体腎炎の場合が多く、診断と治療のために早急に腎生検を行います。

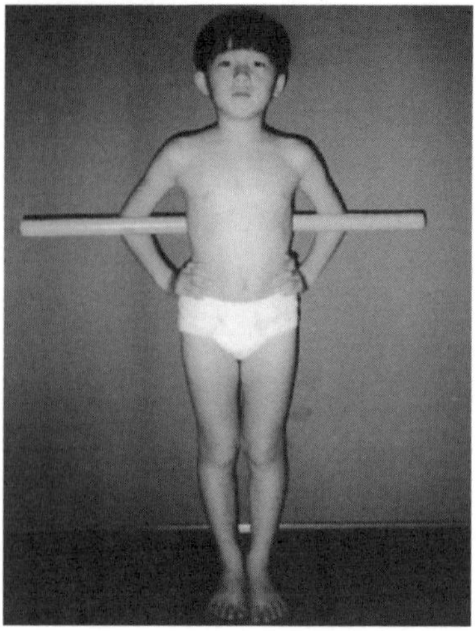

図１　前弯負荷試験

■　学校検尿で血尿が見つかったとき

血尿の程度が問題になります。尿を遠心した後、400倍の顕微鏡で沈殿物を調べ、１視野に見える赤血球を数えます。１視野20個以下（微少血尿）なら３分の１は１年以内に、10年では90％が自然に治ります（表２）。運動や食事などの生活制限は不要ですが、ごくまれに慢性糸球体腎炎の

表１　各種腎疾患後の前弯負荷試験

		対象例	陽性例
急性糸球体腎炎		71	25（35.2％）
ネフローゼ症候群		15	7（46.7％）
紫斑病性腎炎		6	5（83.3％）
対照	男児	19	2（10.5％）
	女児	18	4（22.2％）

（新潟大学小児科）

表２　微少血尿の改善率

	経過観察例	改善例
１年後	92	35（36.1％）
２年後	92	52（56.5％）
３年後	92	55（59.8％）
４年後	90	68（75.6％）
５年後	79	72（91.1％）

（大場正巳：新潟医学会雑誌　110：393，1996）

初期のことがありますので、初めて発見された最初の数カ月だけ激しい運動を禁止して経過をみます。

赤血球が一視野40～50個くらいの場合でも、血尿だけなら慢性糸球体腎炎の可能性は少なく、たとえ慢性糸球体腎炎であっても軽い例が多いので激しい運動だけを禁止します。腎炎と聞くと、塩分制限が必要とすぐに考えがちですが､むくみや高血圧がなければ必要ありません。なお、成人では慢性腎不全への進行予防にタンパク質制限が有効ですが、成長期にある小児では制限しません。コーラ色に見える尿（肉眼的血尿）が見られた場合はIgA腎症の可能性が高く、腎生検を考慮します。

■　小児腎不全の原因疾患

毎年100万人当たり5～10人の子どもが慢性腎不全になり、透析が始まります。表3に示すように、最も多い原因疾患は先天性腎尿路奇形です。糸球体腎炎の中では巣状分節性糸球体硬化症と、IgA腎症（代表的な慢性糸球体腎炎）が特に問題になります。

表3　小児末期腎不全の原因疾患

腎異／低形成	231	（30.7%）
巣状分節性糸球体硬化症	151	（20.1%）
慢性糸球体腎炎	85	（11.3%）
先天性ネフローゼ症候群	51	（6.8%）
逆流性腎症	38	（5.0%）
若年性ネフロン癆	27	（3.6%）
急速進行性糸球体腎炎	26	（3.5%）
溶血性尿毒症症候群	22	（2.9%）
閉塞性腎症	12	（1.6%）
その他・原因不明	110	（14.5%）
計	753	

小児腹膜透析研究会による全国統計（1998）より改変

■　主な腎尿路奇形

先天性腎尿路奇形は先天的に腎臓や尿管、膀胱《ぼうこう》に形態や機能の異常がある疾患群で、画像検査（超音波検査、CT検査、シンチグラフィー、経静脈性腎盂造影、逆行性膀胱尿管造影など）で診断します。腎尿路奇形があると尿路感染症を繰り返すことが多いため、尿路感染症をきっかけに腎尿路奇形が見つかることもあります。最も多い腎尿路奇形は、膀胱内の尿が腎臓に逆流する膀胱尿管逆流です（図２）。

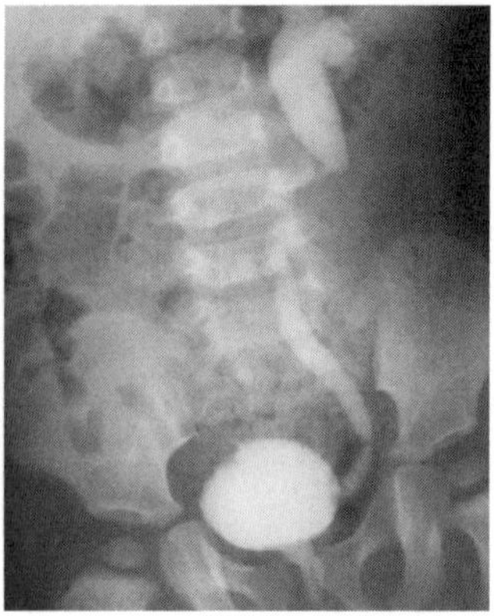

図２　膀胱尿管造影

腎尿路奇形はかなり進行してから血尿やタンパク尿が出現するため、学校検尿で発見されたときはすでに手遅れのことが多いようです。３歳児検尿が全国的に行われていますが、検尿による腎尿路奇形の早期発見は困難です。乳幼児期に超音波検査を行うと早期発見できますが、超音波による集団検診は費用や時間などの問題があり、ごく一部の地域で試験的に行われているだけです。

尿路感染症の治療は、腎臓や膀胱の中で細菌を繁殖させないため、たくさん水分を取り頻繁に排尿することが大切です。抗生物質は起炎菌に応じて選択しますが、大腸菌によるものが多いため尿培養の結果が出るまで広域ペニシリンやセフェム剤などで治療を開始します。また先天性腎尿路奇形を伴う場合は、再発予防として１日１回、少量の抗生物質を長期にわたり投与します。

■　小児ネフローゼ症候群

ネフローゼ症候群は尿中に大量のタンパクが出る病気で、低タンパク血症やむくみがみられます。大人では膠原《こうげん》病など全身の病気に伴って起こる二次性ネフローゼ症候群が多いのですが、子どもでは腎臓に直接の原因があって発症する特発性（一次性）ネフローゼ症候群が90%を占め、その大半は腎臓の組織にほとんど変化がない微小変化型です。微小変化型ネフローゼ症候群の発症しやすい年齢は２～６歳で、半数以上は５歳以下に発症します。男女比は３対１です。再発する例が多いのですが、将来、慢性腎不全に至ることはありません。

治療は食塩と水分摂取を制限し、副腎皮質ステロイド薬を用います。微小変化型ネフローゼ症候群の90%はステロイド治療によく反応し、７～10日で尿タンパクは陰性化します。逆に、副腎皮質ステロイド薬が著効する例は微小変化型ネフローゼ症候群の可能性が高いのです。ただし、高血圧、消化管潰瘍《かいよう》、低カリウム血症、緑内障、白内障、骨粗しょう症などさまざまな副作用に注意する必要があります。副腎皮質ステロイド薬が効かない場合は、巣状分節性糸球体硬化症などの慢性糸球体腎炎を疑い、腎生検を行います。

■ 急性糸球体腎炎

ネフローゼ症候群と同様にむくみで始まる腎臓病に、急性糸球体腎炎があります。A群β溶血性連鎖球菌（溶連菌）によるへんとう腺炎などの１～２週後に発症します。発症しやすい年齢は５～８歳で、血尿、むくみ、高血圧が主な症状です。発症して１～２週間すると尿がたくさん出るようになり、むくみと高血圧が消失し、タンパク尿も改善してきます。血尿はその後も続きますが徐々に改善し、多くは１～２カ月で消失します。慢性化する例は極めてまれで、私どもがこの10年間に経験した138名のうち、わずか１例だけが慢性経過をとりましたが、この症例は最終的にIgA腎症と診断されました（図３）。

急性糸球体腎炎は、臨床症状、溶連菌抗体価上昇および血清補体価低下により診断します。ときに、もともと潜んでいた慢性糸球体腎炎が感

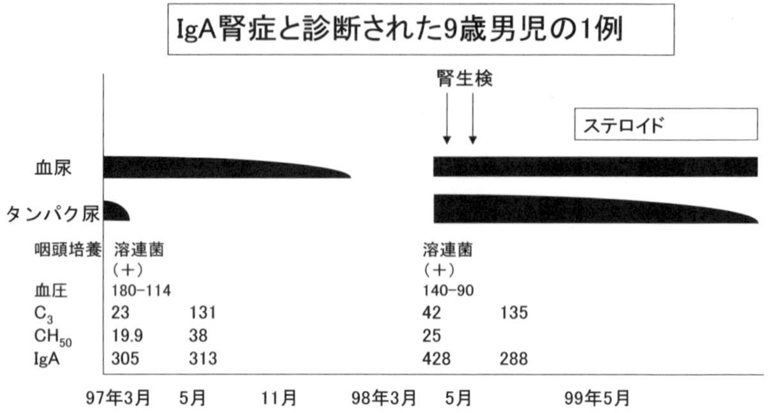

図3　慢性の経過をとった1例

染症をきっかけに急に増悪し、類似の症状を呈することがあります。鑑別の要点として、急性糸球体腎炎は感染症にかかった1～2週間後に発症しますが、慢性糸球体腎炎の悪化例は感染症にかかっている最中に症状が出現するという違いがあります。

急性糸球体腎炎に対する特別な治療法はなく、安静、保温、食事療法が基本です。先行感染に対しペニシリンなどの抗生物質を10日～2週間投与し、水分、塩分、タンパク質を制限します。尿が出るようになり、むくみや高血圧が改善したら食事制限は解除します。

■　IgA腎症の特徴

IgA腎症は、糸球体メサンギウムに免疫グロブリンIgAが有意に沈着する原発性糸球体腎炎です。学校検尿で発見される腎炎やネフローゼ症候群の中で最も多くみられ、小児慢性糸球体腎炎の半分を占めます。臨床症状はほとんどなく、学校検尿で偶然に発見されることが多いのですが、まれにネフローゼ症候群や慢性腎不全で見つかることもあります。小児期は小学校高学年に発症のピークがあり、６歳以下はまれです。慢性腎炎ではへんとう腺炎などの感染症にかかったときに肉眼的血尿がみられることがありますが、80%はIgA腎症によると考えられています。

確定診断には腎生検が必要です。ほかの腎炎にもいえることですが、IgA腎症も特異的な治療法はありません。組織障害の程度に応じて、抗血小板薬（ジピリダモール）、抗凝固薬（へパリン、ワーファリン）、副腎皮質ステロイド薬、アンジオテンシン変換酵素阻害薬を組み合わせて用います。かつては小児期のうちに10～15%が腎不全に移行しましたが、最近は治療の進歩により小児期に腎不全に至る例はかなり減少しています。しかし依然として、50～80%が成人期まで持ち越します（キャリーオーバー）。

（内山聖、鈴木俊明、池住洋平、大久保総一郎）

〔参考文献〕

１）村上睦美：こどもの腎臓病と生活管理指導表．Health Care，No.53：24-32，2000.

２）内山聖：腎疾患．小児科臨床，47:715-720，1994.

３）本田雅敬：アンケート調査報告．小児PD研究会雑誌，12:66-73，1999.

４）内山聖：学校医のための小児腎臓病のみかたと指導．内山聖編，医学書院，東京，2002.

第7章　腎不全

■　腎不全とは

(1) 腎不全の発生機序

腎不全とはどのような病気でしょうか。簡単に説明すれば、腎臓が委縮して本来の多種機能が低下し、さまざまな障害が出現する状態です。多種機能と書きましたが、腎臓は、①余分な水分を除去（尿をつくる）、②尿毒素を尿に溶かして体外排泄《はいせつ》する、③電解質（ナトリウム、カリウム、カルシウム、リンなど）の調節、④体液の酸性・アルカリ性バランスの調節、⑤ビタミンDの合成、⑥エリスロポエチン（赤血球をつくるホルモン）産生、などの仕事をしています。これらの仕事が同時にできなくなるのが腎不全です。この中でも特に、①と②の働きは重要で、尿が出なくなり尿毒素が体内に蓄積してくると生命維持が不可能となり、危険な状態を招きます。

(2) 腎不全の原因

現在の日本では、糖尿病性腎症、慢性糸球体腎炎、高血圧性腎障害である腎硬化症、遺伝的疾患である多発性のう胞腎などが主たる原因です。これらは年単位で徐々に腎臓の機能が低下するため、慢性腎不全と呼ばれています。これに対して薬の副作用、感染症、手術などが原因となり、数日から数週で急速に腎機能が低下する状態を急性腎不全といいます。

(3) 腎不全と腎機能

有名な腎臓の機能分類にSeldinの分類があります。腎機能は、腎臓で血液から尿を単位時間当たりにろ過してつくる能力である糸球体ろ過量（GFR）を代表的数値として用います。GFRレベルにより、1. 腎予備能減少期、2．腎機能障害期（代償期）、3．腎不全期（非代償期）、4．尿毒症期の４段階に分けられています（図１）。正常腎機能はGFR80～120mℓ／分であるので、80mℓ／分未満であれば腎機能が低下していると判断します。第１期の腎予備能減少期は無症状期です。第２期の腎機能障害期になると、軽度のむくみ、貧血などが時にみられます。第３期の腎不全期（非代償期）ではGFRが25～５mℓ／分にまで落ち、尿量減少、貧血、高血圧、むくみ、吐き気、けん怠感などが出現します。第４期の尿毒症期では、GFRが５mℓ／分を下回るようになり、尿はほとんど出ず、強いむくみ、尿毒素の蓄積のため意識障害が生じ、生命に危険が及びます。一般的に腎機能が20～30％程度以下になった状態を腎不全と呼びます。

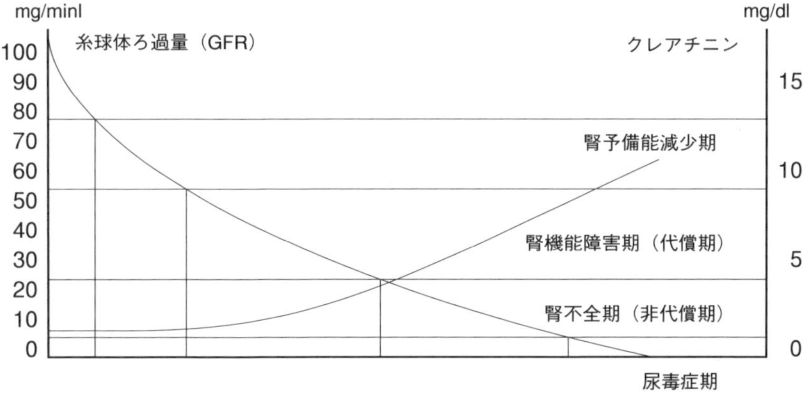

図１　Seldinの腎機能分類

(4)　透析療法を開始する時期

慢性腎不全で透析療法が必要となるのはいつからでしょうか。第４期の尿毒症期になると生命維持ができないこともあり、この時期には絶対に必要です。しかし、一般的には危険な時期まで待つのでなく、第３期の腎不全期から第４期の尿毒症期の移行時点で、患者さんの体調や検査データを参考にして透析療法を開始しています。

急性腎不全の場合は、腎機能の低下が急速であるため慢性腎不全とは異なる基準で透析療法を開始しています。目安にしているのは、血液のクレアチニンという腎機能マーカー、血清カリウム値などです。それぞれの値が、６mg／dℓ、5.5mEq／ℓを超えた時、透析療法が開始されることが多いようです。

■　透析療法

(1)　透析療法の種類

透析療法は、腎不全に陥った患者さんに対する治療法です。腎臓に代わる人工臓器を利用した血液透析と、腹膜を利用した腹膜透析という二つの方法があります。血液透析と腹膜透析は原理に違いはありますが、ともに半透膜の性質を上手に使った科学的な治療法です。

透析療法は、腎臓の機能の中でも、水分の排泄、尿毒素の排泄、電解質の調節、体液の酸性・アルカリ性バランスの調節の四つを主たる治療目標としています。

(2)　血液透析の原理

血液透析は、体外に設置した器械装置に患者さんの腕の静脈より血液を送り込み、ダイアライザー（血液透析器）と呼ばれる医療器具を利用して、血液から余分な水分や尿毒素を除去し、異常なバランスとなったカリウム、カルシウム、リンなどの電解質を補正して血液を正常化させた後、再び患者さんの腕の静脈に血液を返す治療です（図２）。

ダイアライザーは、透析膜と呼ばれる合成半透膜を中空の細い糸にし

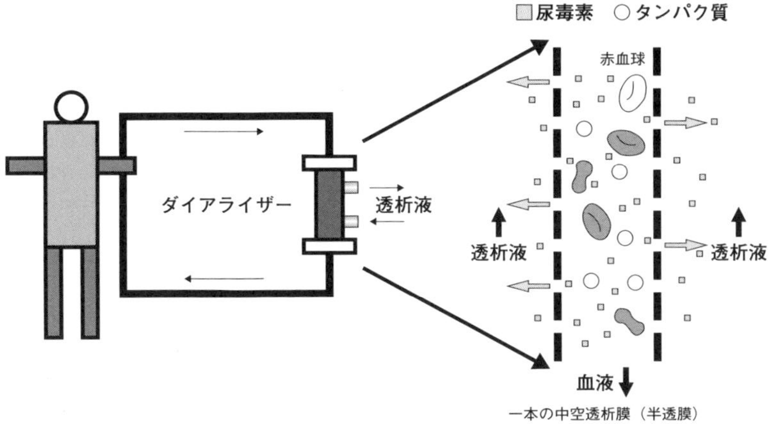

図２　血液透析治療の模式図

て多数束ねたものです。糸の中を血液が通り、その外側には正常血液成分に近い透析液を流します。このような仕掛けでなぜ腎臓の代用ができるのでしょうか。

半透膜を介して、その両側に異なる濃度の溶液Ａ、Ｂを置きます。すると、半透膜を通過可能な比較的小さい分子は、濃度の濃い溶液Ａから薄い溶液Ｂの方に移動していきます。濃度こう配による物質移動とも言います。しかし、比較的分子量の大きい物質は、半透膜を介して存在する濃度の異なる溶液間を移動できません。したがって、分子量の小さい尿毒素や電解質などは自由に通過できる一方で、タンパク質など分子量の大きいものは通過させない半透膜でダイアライザーをつくると、血液から尿毒素や余分な電解質の除去が可能であり、重要なタンパク質は喪失しないですみます。一方、腎不全の患者さんは、アルカリ源である重炭酸イオンが低下しており体内が酸性に傾いています。透析液の重炭酸イオン濃度を高めておくと、血液側にダイアライザーを通して入り込むので、体を弱アルカリ性に戻すことが可能です。また、余分な水分の除去には、ダイアライザーの透析液側に陰圧をかけることで、血液側から水分を除くことができます。実際には、患者さんは週３回、１回４時間程度の血液透析を専門の病院で受けます。

(3) 腹膜透析の原理

原理は少し違いますが、腹膜透析では、おなかの中の腹膜という生体半透膜を利用して血液の正常化を行います。透析液を、手術的に挿入したチューブより注入します。しばらくおなかの中に透析液が貯留する間に、この透析液の中に尿毒素やカリウム、リンなど、体内に余分に蓄積した物質が腹膜を通して透析液内に移動してきます。逆に透析液内の高濃度の重炭酸イオンは体内に入り込みます。また、この腹膜透析用の透析液には糖分が多く入っており、体内の余分な水分が透析液の中に抜けてきます（図３）。しばらく貯留した透析液は再び体外にチューブより排出します。これを１日に何回か繰り返すことで、血液透析と同様の透析療法を行うのが腹膜透析です。この方法ですと、患者さんは家庭で自分で透析療法が行えるところが利点です。

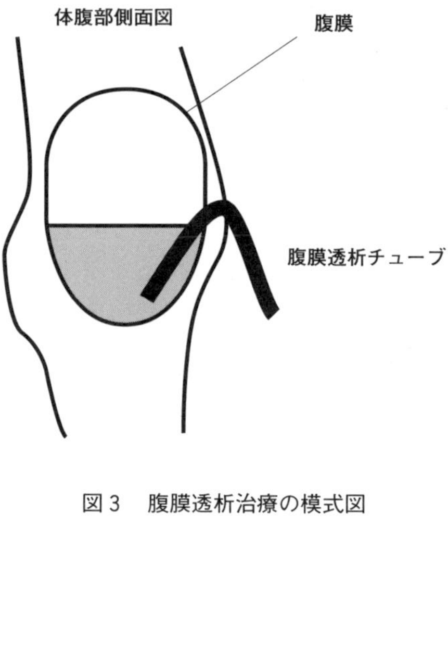

図３　腹膜透析治療の模式図

表1　透析療法の合併症

種類	原因	対策
高血圧	水・ナトリウム貯留	降圧薬
腎性貧血	エリスロポエチン産生低下	合成エリスロポエチン使用
高カリウム血症	透析不足・食事制限不足	食事制限・カリウム吸着剤
高リン血症	透析不足・食事制限不足	リン吸着剤
骨形成異常	ビタミンD低下・リンの蓄積	ビタミンD製剤・リン吸着剤
副甲状腺機能亢進症	リンの蓄積・ビタミンD低下	ビタミンD製剤・リン吸着剤
かゆみ	尿毒素・副甲状腺ホルモン・カルシウム沈着、etc.	抗ヒスタミン剤
動脈硬化	高血圧・カルシウム沈着	降圧薬・カルシウム調節
心不全	高血圧・水分過剰状態	降圧薬・適正透析
透析アミロイド症	β2ミクログロブリンが体内に蓄積	β2ミクログロブリン吸着カラム

■ 透析療法の限界と合併症

(1) 透析療法の限界

透析療法により、腎不全で死亡する人はいなくなりました。透析を開始してから30年以上経過している患者さんも存在します。人工臓器による治療の中で、これほどまで長期に生命維持が可能な例はほかにはありません。しかし、残念ながら透析療法は、すべての腎臓機能の代用を果たしているわけではありません。例えば、尿の排泄と異なり、特に血液透析では透析時にしか余分な水分を除去できないために高血圧を伴うことが多くなります。赤血球産生を促進するエリスロポエチンの低下は貧血を招きます。これを腎性貧血と呼びます。また、ビタミンDの産生低下により、カルシウムの低下、骨の形成異常などが見られます。また、体内に蓄積するリン、異常タンパク質などにより副甲状腺機能亢進《こうしん》症、透析アミロイド症などの特殊な合併症が発生します。これらの合併症コントロールを常にしなければなりません。

(2) 合併症の治療

透析患者さんの半数以上は、血圧が高いため降圧薬を服用しています。

約70%の患者さんは腎性貧血を呈しており、健康な人と比べて約４分の３程度の血液の濃さしかありません。そのため人工的に合成したエリスロポエチンを定期的に注射することが必要です。骨障害を防ぐためにビタミンＤ製剤の内服、あるいは注射を行います。また食事制限も必要で、カリウム、リンなどの多く含有されている食品は控える必要があります。透析患者さんが最も悩む合併症が透析アミロイド症です。正常な腎臓から排泄される小分子タンパク質であるβ2ミクログロブリンが、特殊なタンパク質に変化して関節や内臓に蓄積し、障害を起こします。残念ながら完全に防ぐ方法は見つかっていません。

■　透析施設と社会保障

全国に透析施設は約3,000施設あり、20万人を超える患者さんが治療中です。透析療法に従事する医師、看護士、臨床工学技師などのスタッフ数は６万人程度と推測されています。１人年間600万円程度はかかる医療費のほとんどを国が保障しています。日本の透析患者さんはこのような手厚い保護を受けています。しかし、高齢化とともに患者数の増加が目立ち、これを抑制することが重要課題といわれています。（西　慎一）

第８章　腎移植

末期腎不全の治療には透析療法と腎移植があり、前者は対症療法ですが、後者はQOL（quality of life）の高い根治的治療です。

腎移植は、免疫抑制療法の進歩により、その成績は飛躍的に向上しています。今回は、知ってもらいたい腎移植の知識についてできるだけ分かりやすく説明したいと思います。

■　腎移植の現況

現在、全世界では年間約６万例の腎移植が実施されています。わが国では成績においては欧米諸国と遜色《そんしょく》ありませんが、ここ十数年の推移をみても、わずか年間500～800例の腎移植しか実施されていないのが現状です（図１）。

一方、わが国の透析人口は2002年１月現在で21万人を超え、人口100万人当たりの透析患者数は、1,722人と世界でも群を抜いています。その背景には厚生医療による経済保障の存在が大きく、国民総医療費約30兆円のうち、この対症療法に約１兆1,000億円が費やされています。さらに深刻なことは、現在でも年間１万3,000例の透析患者が増え、このままの増加率では2010年には透析人口は約35万人に達すると推定され、早急に対策を練らなければ、経済面や物的資源などからみても破たんせざるをえない医療になります。その対策として、国家プロジェクトのレベルでQOLが高く、経済効率の高い腎移植にある程度シフトしなければ、本来透析療法しか適応のない患者さんもこの治療法を受けることが困難となります。

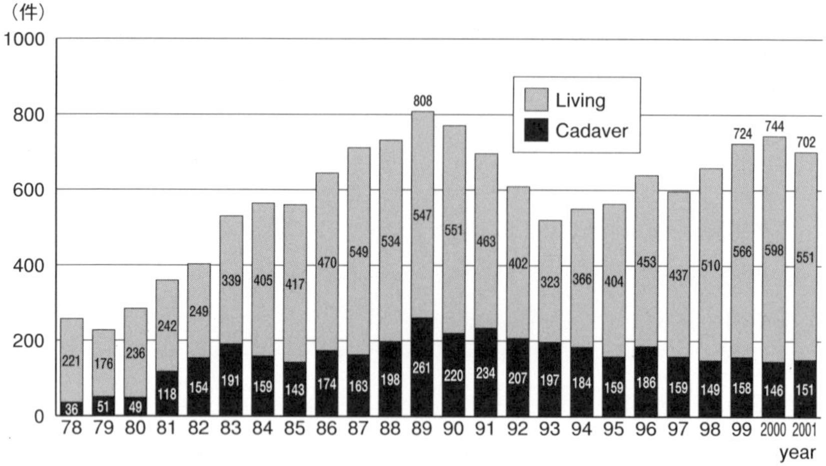

図1　腎移植数の推移（Living：生体腎移植　Cadaver：献腎移植）

■ 腎移植の適応

(1) レシピエント（受腎者）

ほとんどの透析患者さんが腎移植の対象になりますが、悪性腫瘍《しゅよう》、全身感染症、および高度の肝障害などの合併症を抱えた患者さんでは、治療を受け完治した場合に適応となります。小児は、成長・発育遅延、透析困難症、および学業の遅れなどから適応であり、成人に比べて腎移植の成績も良いので、絶対的適応と言っても過言ではありません。長期透析では透析に関連した合併症（透析アミロイド症、腎性くる病など）を抱えた患者さんでは、透析療法を続けている限り進行性ですので、腎移植が必要となります。

(2) ドナー（提供者）

提供者は、生体腎ドナーと献腎（死体腎）ドナーに分けられます。前者の条件として、年齢は成人から70歳ぐらいまでで、種々の合併症がなく、片側の腎臓を摘出した後も十分な腎機能が残ると判断されることが必要です。献腎ドナーでは、年齢はおよそ70歳以下で、腎疾患、悪性腫《しゅ》瘍《よう》、および全身感染症による死亡者は対象になりません。

■ 組織適合性検査

組織適合性検査とは、ドナーとレシピエントの相性の検査です。現在、腎移植前に実施されている検査としては、先天性検査としてABO血液型（赤血球型）とHLA型（白血球型）があります。さらに後天性検査としてリンパ球交叉試験（生まれてから移植までに輸血、感染、妊娠などをきっかけにレシピエントのリンパ球に対して血中に抗体を持っている場合を感作された状態といい、これを調べる検査）があります（図２）。

先天性

１．ABO血液型（赤血球型）
２．HLA型（白血球型）

後天性

１．リンパ球クロスマッチテスト
　（感作状態、既存抗体陽性）

図２　組織適合性検査
（相性の検査）

免疫抑制療法の進歩により拒絶反応がかなり抑制されるようになるにしたがって、本検査の意義が相対的に低下しています。今まで免疫学的にハイリスクとされてきたABO血液型不適合者間でも、移植前に治療を受ければ移植が可能になっています。

現在、唯一、免疫学的に腎移植をしてはいけない組み合わせとして挙げられるものは、リンパ球交叉試験の陽性例のみで、この場合に移植をするとただちに強い拒絶反応（超急性拒絶反応）が発生して、移植腎機能が廃絶する可能性があります。

■ 腎移植術

ドナーから提供された腎臓は、レシピエントの骨盤内の腸骨窩《か》と呼ばれる、手術のしやすい浅いところに移植されます。本来腎臓がある位置は、後腹膜腔と呼ばれる深いところですが、そこに移植するのではありません。原則として機能しなくなった自己腎は感染などがない限り、そのままにしておきます（図３）。

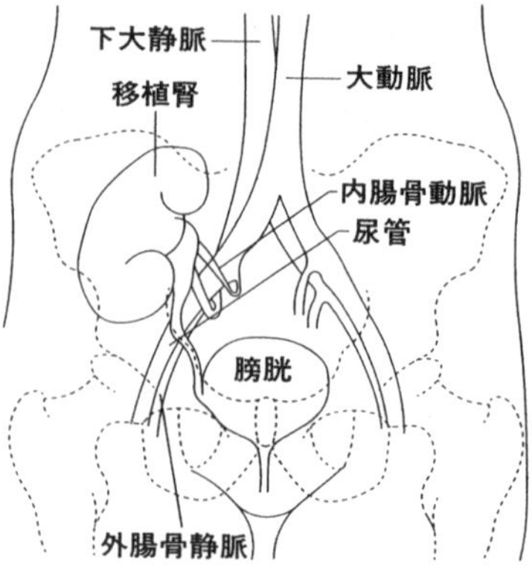

図３　腎移植の手術方法

■ 拒絶反応と免疫抑制療法

レシピエントは、自分の腎臓を移植されるのではないので、本能的にこれを排除します。この免疫学的に排除する反応を拒絶反応と呼んでいます。そのときの主な免疫担当細胞がリンパ球であり、この働きを抑制するのが免疫抑制療法です。

拒絶反応は、リンパ球が主体の細胞性拒絶反応と、血中の抗体が関与する液性拒絶反応の二つがあります。また、時期的に分類すると、移植後３カ月以内に発生する急性拒絶反応と、それ以降にみられ、腎機能が徐々に低下してやがて機能廃絶する慢性拒絶反応があります。

■ 成績

免疫抑制療法の向上により拒絶反応が抑制され、術後の成績は向上しています。生存率は１年90～100%、５年80～90%、10年70～80%であり、生着率（移植腎が機能している率）はそれぞれ80〜90%、70〜80%、および60〜70%となっています。

■　免疫抑制剤の副作用と合併症

免疫抑制剤における開発の歴史をみると、白血球全体を抑制する副作用の強い薬剤から、免疫担当細胞であるリンパ球を特異的に抑制する薬剤へと開発が進んできました。致命的なものは少なくなりましたが、副作用はまだあります。現在、拒絶反応や副作用を予防するため、主な免疫抑制剤は服用している患者さんの血中濃度を測定して、個々にあった適量を投与されています。

腎移植後の合併症は、術前後における管理の改善や術式の向上により、外科的合併症が少なくなりました。その結果、移植患者さんの合併症は、健常人と同様に生活習慣病（高血圧、高脂血症、動脈硬化症、および糖尿病など）が主なものになり、したがって内科医や小児科医の健康管理が大切になっています。

■　わが国で求められていることは　―腎移植の適応拡大

腎移植で現在、わが国に求められていることは、その絶対数を増やすことにあります。まず第一に欧米諸国並みに増やすには献腎移植を推進する、すなわち献腎提供を増やすことが大切です。われわれは、臓器提供意思表示カードを全国に配布するとともに、臓器提供推進活動の一環としてDonor Action Program（臓器提供推進のためのプログラム）を一般病院に普及啓発しています（図４）。

一方では、生体腎移植における適応拡大の試みもしています。以前では、ABO血液型の不適合移植は移植後、超急性拒絶反応が発生するために適応から外されていましたが、免疫抑制療法の工夫により拒絶反応を抑制できるようになりました。献腎移植が極端に少ないわが国ですが、免疫抑制療法の進歩を背景にしてこの移植が普及し、この分野では世界をリードしています。　　（高橋公太）

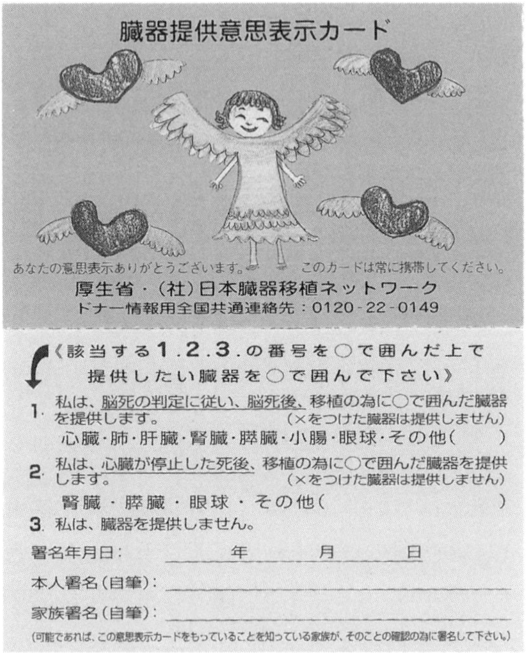

臓器提供意思表示カード

あなたの意思表示ありがとうございます。　このカードは常に携帯してください。

厚生省・（社）日本臓器移植ネットワーク

ドナー情報用全国共通連絡先：0120-22-0149

《該当する1.2.3.の番号を○で囲んだ上で提供したい臓器を○で囲んで下さい》

1. 私は、脳死の判定に従い、脳死後、移植の為に○で囲んだ臓器を提供します。　（×をつけた臓器は提供しません）
心臓・肺・肝臓・腎臓・膵臓・小腸・眼球・その他（　　）

2. 私は、心臓が停止した死後、移植の為に○で囲んだ臓器を提供します。　（×をつけた臓器は提供しません）
腎臓・膵臓・眼球・その他（　　）

3. 私は、臓器を提供しません。

署名年月日：　　年　　月　　日

本人署名（自筆）：

家族署名（自筆）：

（可能であれば、この意思表示カードをもっていることを知っている家族が、そのことの確認の為に署名して下さい。）

図４　臓器提供意思表示カード

臓器提供意思表示カードを持って自分の意思を示すことが重要

第９章　腎臓病と心のケア

病気を抱える人の心に対する配慮が、体の治療以上に必要であるということは、最近多くの人たちが指摘しているところです。

腎臓病の人の心はいつもどんな状態なのでしょうか。腎臓病はいずれも慢性の疾患が多く、長い間病気を抱えながら生きているといえます。そんな患者さんたちには不安感、そしてその病気を持つことで抑うつ感（気持ちの沈み）が少なからず認められるのではないでしょうか。それに対して、医療者側ができること、家族や周りの人ができることとは、どういったことなのでしょうか。

■　慢性腎不全、特に透析患者さんの心

慢性腎炎のため慢性腎不全になり、透析治療が必要となる患者さん、すなわち透析患者さんの心というものは複雑です。器械に支えられて生きていく仕組み、しかも生きている限り一生それを繰り返さなければならず、その治療をやめれば生命は必ず終わりを迎えるという極限状態におかれているといってよいでしょう。

透析患者さんはさまざまな不安を抱えています。透析治療そのものについて、合併症について、予後について、人間関係、集団所属について、経済状況について、職業・家庭生活維持へと、多くの不安を持つといいます。私たちの調査でも透析治療を受けることで身体能力や社会的役割、家庭内の役割などの喪失感を体験し、不安や抑うつ（図１、２）の精神症状を合併することが認められています。

透析を導入（開始）する時期には自分の生命への危険をまざまざと知

らされ、未知の体験にいや応なく身をさらすことに直面するため、最も不安を強く感じるといいますが、死と隣り合わせになっているという現実はいつまでもかわることなく、結局は延命限界に対して絶えず不安を抱きます。またそのような不安感からの心因反応（心理的な原因によって引き起こされる心身の機能障害）として、抑うつ状態になることもよくあります。

また2002年の調査では、かなり多くの透析患者さんに睡眠障害が認められました（図3）。予想以上のストレスや精神的苦痛を、透析という状況で与えられているためであると考えられます。

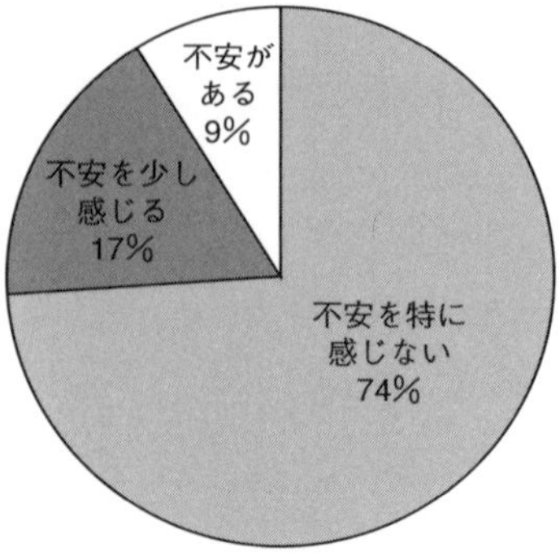

図1　透析患者の不安感
透析患者さんはさまざまな不安を抱えている

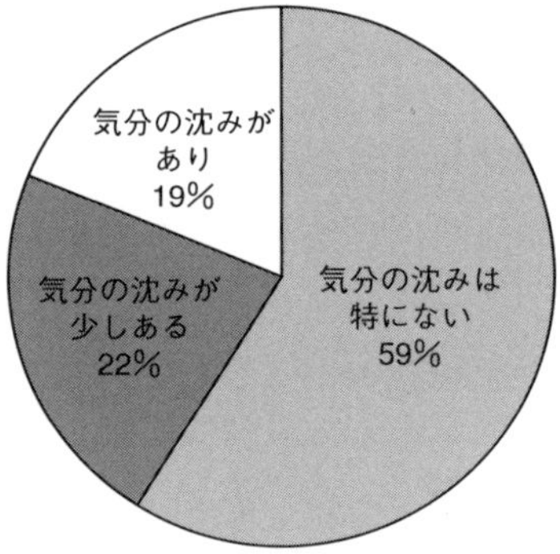

図2　透析患者の抑うつ感（気分の沈み）
透析患者さんの半数近くに、透析という状況に置かれて抑うつ（気分の沈み）がみられる

透析治療を行っている患者さんの基礎疾患には慢性腎炎、糖尿病性腎症、多発性嚢胞《のうほう》腎、腎硬化症などがあります。私たちの調査では新潟県内の透析患者さんの中で糖尿病性腎症は12%ですが、現在透析を導入される基礎疾患としては最も多くなっています。この糖尿

病性腎症の方たちは、糖尿病という病気のために時に網膜症や神経症を患い、その後腎不全に至ってしまい透析療法を受けることで、さらに多くの制限と喪失体験が加わり、社会復帰や社会適応がますます困難になったと感じることになります。このため時に自棄的な行動をとったり孤立感、焦燥感を感じて強いうつ状態に陥ったりするともいわれています。また、ほかの基礎疾患の患者さんに比べてQOL（生活の満足度）が著しく低下しているともいわれます。

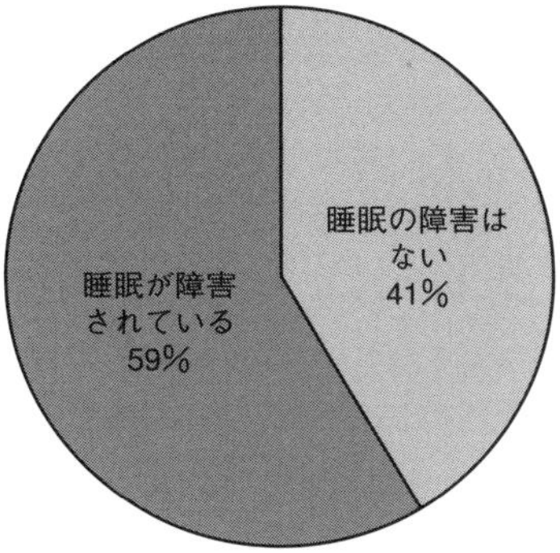

図３　透析患者の睡眠の障害
透析患者さんの半数以上が睡眠の障害を感じている

■　透析患者さんのQOL

ここでQOLという言葉を使用しましたが、QOLとは生命、生活および生存の質といういくつかの意味が含まれていて、生活の満足度とも言い換えられるでしょう。身体愁《しゅう》訴《そ》の改善による心理的負荷の変化は、最近では健康関連QOLの変化として評価されるようになっています。さまざまな検査成績が客観的な病気の指標になりますが、それと同時に評価の対象としてQOLを測定して治療内容の向上を目指そうとしているものです。

では腎臓病に関してのQOLの考え方の流れはどうなのでしょうか？

医療技術の急速発展によって、慢性腎不全は透析によって生命を維持していくことが可能となりました。20世紀前半までは腎死イコール人の死であったものが、1950年から1970年にかけては腎死は必ずしも人の死を意味せず、1970年以後には長期生存例の出現に及びました。

このため、ただ生命を維持するのではなくて、いかに充実した意義ある命と生活を送っているかの評価、すなわちQOLを計測し比較して、その向上を目指した治療法やケアの工夫が必要な段階に現在きていると考えられます。

新潟県での透析患者さんに対するQOL調査を行ったところ、不安感や抑うつ感が大きいほどQOLが低下すること、同居人の中でも特に配偶者とともに暮らすほうがQOLが向上すること、睡眠の質がよいほどQOLが向上することなどが分かっています。

ですから不安や抑うつ感を低下させるような治療や、睡眠の質を改善する治療を行ったりしていくことで、QOLを向上させることができると考えられます。時には抗不安薬、抗うつ薬、睡眠薬といった薬物療法が必要な場合もあるということなのです。

■ 透析患者さんの心のケア

患者さんの抱える不安はさまざまで、大体は時間をかけながらその状況を患者さん自身が受け入れていきますが、中にはそれができない人もいます。その場合は家族、医療者側がその気持ちを理解し、支持することが大切になります。このように相手の気持ちをくみ取ってあげるということが大切で、相手の話を十分に時間をかけて、深く共感しつつ聞くということが肝心であるわけです。透析スタッフ側の非常に強い忍耐と、ゆとりのある心や態度が必要だと考えられます。また心のケアのためには、薬物療法が必要な場合もあります。身体面の治療に加えて心の面からのケアが重要であり、医療者側と家族や周りの人の理解的、支持的な態度が必要であると思います。

（佐々木夏恵、下条文武、西慎一、村松芳幸）

〔引用文献〕

１）三浦靖彦、Joseph Green、福原俊一：KDQOL－SF™ version1.3日本語版マニュアル、(財）パブリックヘルスリサーチセンター、東京、2001

２）QOL評価法マニュアル　人工透析とQOL：日台英雄らp324-339

３）渡辺俊之：成人～老年透析患者の心理的サポート．透析ケア1997冬季増刊、263-273、メディカ出版、大阪、1997

４）田中和宏、森本修充、大橋雪英ら：透析患者の精神的側面についての考察Ｉ-CMI・SDS・STAIを用いた横断的研究－透析会誌29：1057-1066、1996

５）大橋信子：透析中の不安．透析ケア1997夏季増刊．172-175メディカ出版、大阪、1997

６）透析療法―医学的、心理的、社会的アプローチ　医学書院　1995

７）透析患者の心とケア　青木繁一　メディカ出版　1999

８）塚田浩治　臨床透析vol.2 No.7、1986

■著者紹介（掲載順）

山本　　格　新潟大学大学院医歯学総合研究科
附属腎研究施設構造病理学分野　教授

追手　　巍　新潟大学大学院医歯学総合研究科
附属腎研究施設機能制御学分野　教授
腎研究施設長

清水不二雄　新潟大学大学院医歯学総合研究科
附属腎研究施設分子病態学分野　教授

下條　文武　新潟大学大学院医歯学総合研究科
内部環境医学講座　教授
新潟大学医学部附属病院長

鈴木　芳樹　新潟大学保健管理センター　教授

内山　　聖　新潟大学大学院医歯学総合研究科
内部環境医学講座　小児科学分野　教授
鈴木　俊明　同　医員
池住　洋平　同　医員
大久保総一郎　同　助手

西　　慎一　新潟大学医学部附属病院血液浄化療法部　助教授

高橋　公太　新潟大学大学院医歯学総合研究科
機能再建医学講座　腎・泌尿器病態学分野　教授

佐々木夏恵　新潟大学大学院医歯学総合研究科
内部環境医学講座　呼吸器内科学分野　大学院生

村松　　芳　新潟大学医学部保健学科
成人・老年看護学講座　教授

ブックレット新潟大学16　腎臓《じんぞう》の病気《びょうき》とその研究《けんきゅう》

2003年 6 月20日　初版第 1 刷発行

編　者――新潟大学大学院医歯学総合研究科
　　　　　ブックレット新潟大学編集委員会

著　者――山本　格　ほか

発行者――竹田　武英

発行所――新潟日報事業社

〒951-8131　新潟市白山浦2-645-54

TEL　025-233-2100　　FAX　025-230-1833

http://www.nnj-net.co.jp

印刷・製本――新高速印刷㈱

©Tadashi Yamamoto　Printed in Japan　ISBN4-88862-978-1

「ブックレット新潟大学」刊行にあたって

新潟大学医学部は長年にわたって腎臓の病気を専門に診療し、その研究を行ってきた多くの先達がいました。腎臓の病気の診療には腎臓内科、小児科、泌尿器科が協力してあたり、常に国内の腎臓病の先端的診療、研究を行い、多くの名だたる大学教員、研究者、臨床専門家を輩出してきました。当然のことながら、この過程で質の高い腎臓病の教育がなされ、多くの一流腎臓病専門医が県内外の病院や医院で腎臓病の診療にあたっています。そのために、新潟県の腎臓病医療は質の高さや専門医の数も国内最高水準にあります。例えば、いくつかの腎臓病は現在の医学ではあまり有効な治療法が無いため、ゆっくりと進行し、最終的には腎臓がその機能を失ってしまうことがあります。そうなるとその患者さんは血液透析療法や腎臓移植に頼らざるをえません。新潟県でも多くの患者さんが血液透析を受けていますが、その人口比は全国平均を下回っており、新潟県の人は慢性腎不全に進行する人が少ないといえます。また、血液透析を20年以上受けている患者さんの比率は全国一です。これらのことは新潟県の腎臓病医療の充実を物語るものであり、世界的に見ても際立っています。また、適応を広げながら行っている腎移植の成績も国内のトップにあります。

このように新潟大学医学部の腎臓病の臨床、教育が全国的にもユニークなものとして認知され、全国でも唯一の腎臓病の基礎研究を行う施設、腎研究施設の設置につながりました。現在、そこには分子病態学分野、機能制御学分野、構造病理学分野の３分野があり、国内外に顕著な基礎的研究成果を発信しています。

私どもはここにブックレットを発刊し、社会のみなさまに腎臓病の臨床診療や基礎研究の最新の情報をそれぞれの専門家が分かりやすく解説、提供することで社会への貢献にしたいと願っています。

2003年６月

山　本　　　格　記